치매돌봄이 즐거워지는
6개의 아이콘

치매돌봄이 즐거워지는
6개의 아이콘

첫째판 1쇄 인쇄 | 2024년 4월 26일
첫째판 1쇄 발행 | 2024년 5월 15일
첫째판 2쇄 발행 | 2024년 6월 21일

지 은 이 가혁
발 행 인 장주연
출 판 기 획 이성재
책 임 편 집 배진수
표지디자인 박찬희
편집디자인 박찬희
일 러 스 트 이호현
발 행 처 군자출판사(주)
　　　　　등록 제4-139호(1991.6.24)
　　　　　(10881) 파주출판단지 경기도 파주시 회동길 338(서패동 474-1)
　　　　　Tel. (031)943-1888 Fax. (031)955-9545
　　　　　홈페이지 | www.koonja.co.kr

ISBN 979-11-7068-122-9 (93510)
정가 20,000원

치매돌봄이 즐거워지는

6개의 아이콘

• 가혁 지음 •

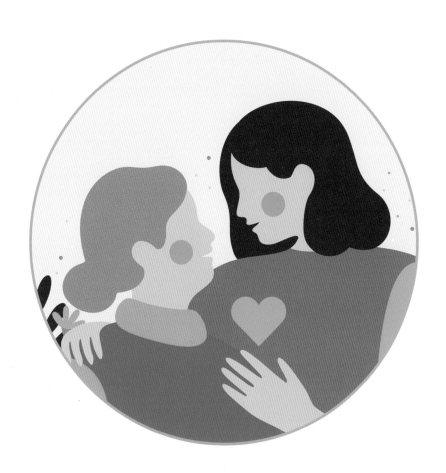

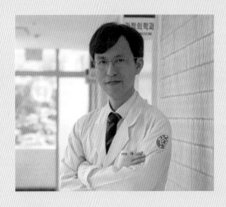

저자 가 혁

인천은혜요양병원장
미래복지요양센터 계약의사

 학력

- 인하대학교 의학박사, 가정의학 전공

  (박사학위논문: '노인의 만성요통에 대한 중재적 근–신경 자극요법과 프롤로테라피의 초기 효과 비교')
- 인하대학교 의학석사, 가정의학 전공

  (석사학위논문: '근막통증후군에서 근육내자극치료와 통증유발점에 대한 리도카인 주사 및 건침요법의 효과 비교')
- 인하대학교 의과대학 의학사

 학술활동

- 대한요양병원협회 학술위원장
- 대한노인병학회 요양병원협력정책이사
- 대한노인병학회 공식저널 AGMR 부편집장 (Deputy Editor)
- 한국노인과학학술단체연합회 총무이사

 강의

- 인하대학교 의과대학 [노인의학]
- 인하대학교 간호학과 겸임교수 [노인전문간호사 과정]
- 아주대학교 보건대학원 [고령사회의 보건의료]
- 대한간호조무사협회 [치매전문교육 기본과정]
- 대만국립양밍대학교 보훈병원 고령의학과 수련의 교육

저서

- 요양병원 진료지침서
- 노인요양원 지침서
- 노인포괄평가(CGA) 포켓카드
- 동영상으로 쉽게 배우는 노인환자 실전진료 매뉴얼
- 2023 요양보호사 표준교재
- 치매케어 이론과 실무
- 노인주치의 매뉴얼
- 대한노인병학회 편 노인병
- 대한가정의학회 편 가정의학
- RAKEL 가정의학 편역

환자의 마음을 이해하면 미움이 연민이 된다.
그 순간 돌봄이 즐거워진다.

돌봄을 인내와 희생으로 여기는 순간 감정노동이 된다.
환자가 아닌 자신을 위한 돌봄이 되어야 즐겁다.

자신을 위한 돌봄이란 무엇인가?
환자로부터 사랑을 받는 것이다.

환자는 어떤 사람을 좋아할까?
자신을 있는 그대로 받아들이는 사람이다.

그러니...

치매환자를 있는 그대로 받아들이자.
환자로부터 사랑을 받자.
자신을 위한 돌봄을 하자.

그 순간 돌봄이 즐거워진다.

이 책이 새로운 여정을 떠나는 티켓이 되면 좋겠다.

2024년 4월
가혁.

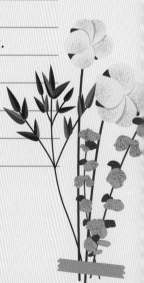

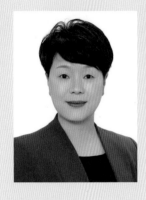

2024년 대한민국에는 90만 명의 간호조무사가 존재하며, 지금 이 시각에도 20여만 명의 간호조무사들이 의료현장 최일선에서 국민들의 건강을 지키고 있습니다.

대한민국이 고령사회로 진입하며 국가적 차원의 고민이 된 치매 환자에 대한 돌봄 문제는 우리 간호조무사들에게도 중차대한 숙제가 아닐 수 없습니다.

평소 제가 존경해 마지않는 가혁 원장님께서는 지난 2017년부터 대한간호조무사협회의 초청으로 간호조무사들에게 법정 보수교육, 치매전문교육 등 치매 관련하여 수천 명에게 강의를 해오셨습니다.

의료지식에 대한 교육이다 보니 자칫 경직되기 쉬운 주제임에도 가혁 원장님의 강의에서는 항상 학생들의 웃음이 떠나지 않았습니다.

또한 수업 중 가혁 원장님께서 본인의 임상 경험에 근거하여 치매 어르신과 소통하고 마음으로 간호하는 법에 대해 설파하실 때면 환자에 대한 순수한 진심에 뭉클한 감동과 공감을 느끼지 못하는 이는 아무도 없었을 것입니다.

〈치매돌봄이 즐거워지는 6개의 아이콘〉 발간을 진심으로 축하드립니다.

이 책을 통해 치매 증상을 정확히 알고 치매 어르신과 소통하는 기술을 배워 치매 어르신이 몸뿐만 아니라 마음까지 평안하시고 가족들과 보건의료인들 역시 마음의 상처 없이 돌봄에 정성을 다할 수 있는 계기가 되기를 기원합니다.

2024년 4월
대한간호조무사협회장 곽지연

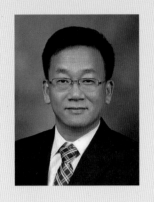

노인의료복지를 위해 헌신하고 요양병원 의료 질 향상에 기여하며 바쁜 중에도 협회 학술위원장으로서 힘쓰는 가혁 원장님의 노력에 감사드립니다.

치매는 우리 사회에서 점차적으로 더 많은 이들에게 영향을 미치고 있습니다. 이에 따라 치매환자를 돌보는 일은 우리의 중요한 책임 중 하나입니다. 요양병원에서 환자들을 돌보는 과정은 때로는 어렵고 힘든 일이 될 수 있지만, 그 속에는 무수히 많은 소중한 순간들이 존재합니다. 그렇기에 치매환자를 돌보는 일은 매우 중요한 일이며, 이를 통해 우리는 서로의 마음을 지탱하고 나눌 수 있습니다.

이 책은 치매돌봄이 즐거워지는 20가지 습관을 형상화한 6가지 아이콘을 제시하여, 요양병원에서의 노인 돌봄을 보다 효과적이고 의미있게 만들어 줄 것입니다. 의료진, 환자, 보호자 그리고 모든 요양병원 관계자들에게 이 책이 소중한 도움이 되리라 믿습니다.

더불어 돌봄의 과정이 보다 즐겁고 의미있게 만들어지기를 바랍니다. 함께 우리의 사랑하는 이들을 지지하고 돌보며, 그들에게 더 나은 삶의 질을 선사하길 희망합니다.

협회도 요양병원 모든 관계자 여러분들의 노고와 열정이 헛되지 않도록 최선의 노력을 약속하겠습니다. 치매돌봄의 새로운 가능성과 희망을 열어줄 책 발간에 애쓰신 모든 여러분들에게 존경을 표하며, 가혁 원장님의 발간을 다시 한 번 진심으로 축하드립니다.

2024년 4월
대한요양병원협회장 남충희

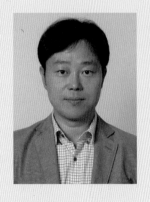

10년간 요양병원을 운영했습니다. 치매(인지증) 환자가 많았습니다. 요양병원에 입원했지만 막무가내로 집에 가겠다거나 심하게 고집을 부리는 경우가 많습니다. 병동 간호사 선생님이 환자가 소통되지 않는다고 연락합니다. 이치에 맞지 않는 말이지만 1시간 이상 얘기를 들었습니다. 천천히 또박또박 말하니 환자도 안정을 찾습니다.

나이를 먹으면 보고 듣고 느끼는 것이 느려집니다. 낯선 환경에 적응하기도 어렵습니다. 특히 요양병원에 입원하면 죽어서 나온다는 막연한 두려움을 가진 고령자가 많습니다. 그들에게 요양병원 입원은 극도의 공포일 수 있습니다. 하지만 우리 사회는 그들의 두려움에 귀 기울이지 않습니다. 인력이 부족하다는 핑계와 함께.

20년째 치매 환자를 돌보는 가혁 원장은 공격성을 가진 치매 환자의 심리를 '불안'이라 정의하고 치매 환자를 무서운 사람이 아닌 연민의 마음으로 보라고 합니다. 가혁 원장은 루마니아 고아원 아이들은 생후 1년 이내 1/3이 사망한다는 것을 통해 살과 살이 맞닿는 스킨십의 중요성을 깨달았다 합니다.

책에 제시된 〈치매돌봄이 즐거워지는 6개의 아이콘〉은 초고령사회 대한민국의 요양병원 뿐 아니라 급성기병원, 요양원, 주간보호, 방문요양 등 고령자를 대하는 모든 직종의 사람들이 반드시 알아야 할 내용을 담고 있습니다. 저자의 20년 경험이 녹아든 이번 책을 통해 많은 분들이 인사이트를 얻고 건강한 고령자 사회를 만들기를 바랍니다.

2024년 4월
대한요양병원협회 홍보이사 노동훈

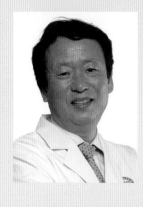

1,000만 명, 우리나라 노인인구입니다. 누구나 건강하게 오래 살다가 돌아가시기를 원하지만 우리 사회는 일생에서 질병으로 고통받고 지내는 기간이 17.5년으로 성공노화를 이루지 못하고 있습니다.

100만 명, 우리나라 치매 인구입니다. 진료실에서 만나는 많은 분들은 '나는 나이가 들어서 치매에 걸리지 않아야 하는데'라고 걱정들을 하십니다.

치매노인과 함께 살아가기에는 우리 사회는 충분한 준비가 되어 있지 않습니다. 치매환자를 대하는 사람들은 치매의 행동심리 증상에 대해 당황하고, 오해를 하여 적절한 돌봄을 제공하지 못하는 경우가 많습니다.

치매노인과 슬기롭게 살아가는 방법에 대한 안내서가 아쉬운 상황에서 내가 좋아하고 존경하는 우리나라 노인의학의 대가인 가혁 원장님이 〈치매돌봄이 즐거워지는 6개의 아이콘〉이라는 책을 발간하게 되어 기쁜 마음으로 추천사를 씁니다.

이 책에서는 치매환자의 마음을 들여다보고 적절히 대응하면 오히려 즐겁게 치매 환자를 돌볼 수 있는 여러 기술들을 소개하고 있습니다. 출간을 축하드리며 치매 노인의 가족과 노인요양병원, 장기요양서비스 제공 기관, 관련 종사자, 연구자, 정책개발자들의 책상에 꼭 한 권씩 비치하고 활용하실 것을 적극 추천드립니다.

2024년 4월
한국장기요양학회회장 노용균

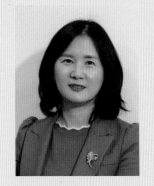

　　세상 모든 사람은 어떤 형태로든 돌봄과 연관되어 있다. 누군가를 돌보는 사람, 누군가의 돌봄을 받는 사람, 앞으로 누군가를 돌보게 될 사람, 앞으로 누군가로부터 돌봄을 받을 사람. 누구 한 사람 돌봄으로부터 자유로운 사람은 없는 셈이다.

　　돌봄은 우리 모두가 공유하는 경험이며, 이를 통해 우리는 서로를 이해하고 서로에게 도움을 줄 수 있는 기회를 얻게 된다. 이것이 바로 〈치매돌봄이 즐거워지는 6개의 아이콘〉에서 강조하는 바이다.

　　이 책은 약 20년 동안 요양병원에서 치매 어르신과 그들을 돌보는 이들과 함께한 저자가 과학적 근거와 더불어 수많은 사례에서 터득한 '지속 가능한 돌봄을 위한 지혜'를 집대성한 책이다. 돌봄에 대해 오랫동안 우리가 가져왔던 오해를 해소하고, 돌봄이 즐거워질 수 있는 비결을 알려준다. 돌봄은 더 이상 짐이나 부담이 아니라, 즐거운 대화, 함께하는 여가활동, 서로의 건강을 위한 활동이 될 수 있음을 강조하고 있다.

　　돌봄을 통해 서로를 더욱 깊이 이해하고, 더 나은 세상을 만들어 나갈 수 있다는 믿음을 위해 모든 이에게 이 책을 권한다.

2024년 4월
한국노인간호학회장 박명화

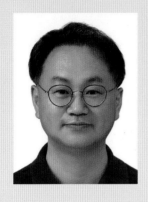

코로나 시절 이후 '돌봄'이 사뭇 절실해졌습니다. 서로 떨어져 있어야 하는 위기의 일상을 지나면서, 공기처럼 스민 관계로 살았던 '서로 돌봄'이 더욱 그리워졌기 때문입니다. 돌아보면, 태어나 누군가의 돌봄을 받았기에 살아갈 수 있었고, 또 언젠간 돌봄에 의존하는 때가 분명히 있을 겁니다. 결국 사람은 '서로 의존'하면서 삶을 살아갈 수밖에 없습니다.

이런 자명한 현실이지만, 여전히 돌봄이 갈 길은 미진하기만 합니다. 특히 초고령사회로 가는 길목에서 치매와 마주할 현실상은 피하려고만 합니다. '만일 내가 치매에 걸리면'이라는 인식 대신 '내가 치매에 걸렸을 때'라고 여긴다면, 그 마음을 보듬을 수 있을 겁니다.

치매 케어를 천착하는 현장에서 가혁 선생님을 자주 뵈었습니다. 여러 강연의 자리에서 익힌 바람을 전해주는 모습이 참 보기에 좋았습니다. 치매돌봄이라는 낯선 곳으로 가는데, 그 밭을 먼저 일구는 사람이기 때문입니다.

이제 〈치매돌봄이 즐거워지는 6개의 아이콘〉을 보면서, 그 결실을 맛봅니다. 실제로 경험하기에 알 수 있는 '스스럼없이 다가갈 수 있는 계기'를 주는 고백을 음미합니다. 특히 팔찌로 6개의 아이콘 즉 '필수, 접근, 소통, 돌봄, 감정, 인사'로 치매돌봄을 습득하는 방식도 새롭게 배웁니다.

그래서 '치매'에 걸린 사람이 아닌 치매에 걸린 '사람'을 서로 볼 수 있길 빕니다. '꽃 한 송이 핀다고 봄인가요, 다 함께 피어야 봄이지요'하는 노랫말처럼, 받아들여야 하는 삶의 진실인 치매돌봄이 그래도 '즐거워지길' 빕니다. 그리고 이 책으로 그 씨앗을 심어 줘 고맙습니다.

2024년 4월
치매케어학회장 정경환

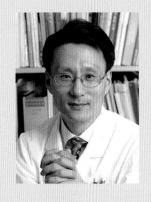

노인병을 앓는 사람들과 이를 간병하는 분들, 또 이를 도와주고 치료하는 의사들에게 꼭 필요한 내용들을 쉽게 만들어 주시던 가혁 원장님이 또 한권의 역작을 만들었습니다. 이번 책은 치매 환자와 그 가족들에게 꼭 필요한 안내서로서, 치매돌봄에 있어서의 어려움과 그에 대처하는 구체적인 방법을 제시하고 있습니다. 가혁 원장님은 치매 환자를 돌보는 과정에서 발생할 수 있는 다양한 상황들을 세세하게 설명하며, 이에 대응하기 위한 실용적인 조언과 팁을 제공합니다. 특히, 치매 환자의 행동심리증상에 대해 약물치료와 비약물적 치료의 중요성을 강조하고, 구체적인 대응 방법을 소개함으로써 치매돌봄에 있어서의 전문성과 이해도를 높여줍니다.

또한, 치매 환자가 겪는 다양한 심리적, 정서적 문제들과 그것을 둘러싼 가족들의 고민과 부담을 이해하고 공감하는 내용을 담고 있어, 치매 환자와 가족들이 더욱 긴밀한 관계를 유지하고 서로를 지지할 수 있는 방법을 제시합니다. 이 책은 치매돌봄의 실질적인 방법뿐만 아니라, 치매 환자와 그 가족들의 정서적 안정과 삶의 질 향상에 기여하는 귀중한 지침서입니다.

대한노인병학회 이사장으로서, 이 책이 치매 환자를 돌보는 가족들에게 실질적인 도움을 제공할 뿐만 아니라, 사회 전반에 치매에 대한 이해와 인식 개선에 기여할 것으로 확신합니다. 따라서 치매돌봄에 관심 있는 모든 분들, 특히 치매 환자를 돌보고 있는 가족들에게 이 책을 적극 추천합니다. 저와 같이 노인병을 관리할 수 있는 의사들에게도 큰 도움이 될 것이라 자신합니다.

2024년 4월
대한노인병학회 이사장 조비룡

치매 가족의 글

준비도 예고도 없이 찾아오는 부모의 치매를 돌본다는 것은 내리사랑을 역행하는 것으로, 우리 인생에서 생각하기 어려운 것이 아닐까 싶습니다.

인생의 복병인 치매는 가히 삶에서 마주하고 싶지 않으며 그 어려움이 낯설고 시간이 지나도 해결되지는 않습니다.

어린 자녀를 보살폈던 그 마음도 되새기며 혼신의 힘이 아닌 꾸준함과 평정심으로 더불어 함께라는 마음으로 스스로 마음을 단단히 해야 할 것 같습니다.

삶의 여정에서 불쑥 튀어나온 치매 부모에 대한 효와 사랑을 지속하는 여정 속에서 노인전문가인 가혁 원장님의 책을 통해 통찰과 마음 근육을 키웁니다. 치매에 대한 현명한 대처가 필요함을 짚어 준 저자의 오랜 연구로 좀 더 부모를 헤아려 보는 태도가 생기게 되었습니다.

노령 인구가 늘어나는 지금 치매돌봄은 우리의 삶의 과정 중 하나이고 중요하기에 이 책은 모든 분들에게 의미있는 선물이 될 것이라 여겨집니다.

2024년 4월
스토리에프투 대표 김양희

차례

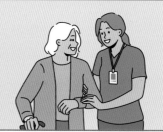
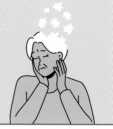
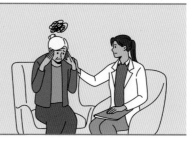

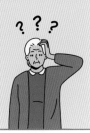
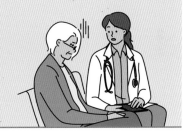
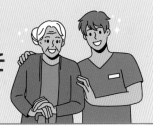
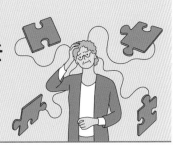

제1장

노인이 되면
위로가 필요하다

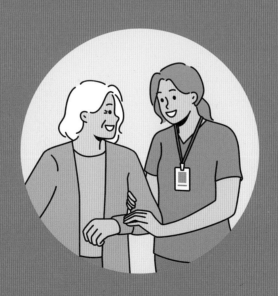

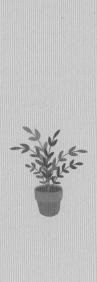

내 고향은 인천이다. 대학도 인천의 인하대학교를 나오고 첫 직장도 인하대병원이다. 내가 가정의학과 의사가 되기로 결심한 이유는 요람에서 무덤까지 세대를 초월하여 모든 환자들의 다양한 질병들을 치료하고, 환자뿐 아니라 그들의 가족까지 보살피는 일차의료 주치의로서의 가정의학과 사명에 매료되었기 때문이다. 가정의학과 전문의가 되고 인하대병원에서 임상강사 과정을 마친 후에는 개원을 대비하여 선배 의사가 원장으로 있는 시내의 조그마한 의원에서 부원장으로 취직해서 내시경, 초음파 검사를 포함한 외래 진료 활동을 하며 경험을 쌓게 되었다.

2004년에 나는 모교인 인하대학교 대학원에 진학하였고 이듬해에는 석사과정 수료에 필요한 논문 작성을 위한 연구에 돌입해야 했다. 개업을 목표로 하고 있던 나는 2000년대 초반부터 우리나라 개원가에서 만성통증치료의 비약물치료방법으로 유행 중이던 근육내자극치료(intramuscular stimulation, IMS)와 근막통유발점주사(trigger point injection, TPI) 등의 주사치료 효과 비교를 연구 주제로 결정했다. 이는 실제 진료 현장에서 흔한 질환들을 치료하는 가정의학과 의사에게 매우 적절한 주제였고, 개원 후에도 쓸모가 많은 치료법이라는 현실적인 이유도 있었다. 연구 주제가 정해졌으니 이 연구의 치료 대상이 될 자원자들을 찾아야 했다.

만성통증은 노인들에게 많이 생기므로 노인들을 대상으로 하기로 결정하고 연구에 참여할 노인 100명을 섭외하기로 했다. 그러나 그동안 대학이라는 좁은 울타리 안에서 지내던 30대 초반의 내가 처음으로 사회에 나가, 그것도 평소에 개인적으로 접하기 어려운 고령의 노인들을 만나고 연구에 참여하는 과정은 고단했다. 당장 내가 살던 주거지 근처 아파트 단지의 노인정을 무작정 방문하여 연구의 취지를 한 분 한 분께 설명드리고 가까스로 수십 명의 참여자를 우선 모집할 수 있었다. 그러나 많은 분들은 이미 청력도 소실되어 나의 설명을 처음부터 쉽게 이해하지 못했고, 시력도 저하되어서 내가 건낸 참여자 동의서에 적힌 글자를 제대로 읽지 못해서 내가 한 글자 한 글자 여러 번 읽어서 이해시키고 서명을 받기도 했다. 이에 참여자 모집을 손쉽게 늘리고자 노인 집단거주 시설을 알아보던 중 마침 1999년에 일본의 재정 지원 하에 대한적십자사가 운영하는 인천사할린동포복지회관이 인천시 연수구에 오픈하여 운영되고 있다는 사실을 알게 되었다. 일제강점기에 사할린으로 징용되어 전쟁이 끝난 후에도 50여 년 간 고향에 돌아오지 못하고 타국에서 살다가 러시아와 수교가 맺어진 후 인생 말년을 고국에서 보내고 싶어 영주귀국하신 분들이 입소자였는데, 1945년 8월 15일 이전 출생자에게만 영주귀국이 한정된 관계로 사할린에 두고 온 가족을 그리워하며 두 번째 이산(離散)의 아픔을 겪고 계신 분들이었다. 다행히 원장님과 사회복지사, 물리치료사, 자원봉사자를 비롯하여 많은 분들께서 사랑으로 모시고 있음을 알고 마음이 따뜻해졌으나, 이내 이 분들의 믿기 힘든 비극적인 개인사를 듣고 마음이 먹먹해졌다. 어린 나이에 부모와 첫 번째 이별을 하여 낯선 곳에서 모진 고생 속에 청춘을 보내고, 나이가 들어서는 자식과 두 번째 이별을 하여 또다시 낯선 곳에 홀로 와 낯선 사람들과 삶의 마지막을 보내다니. 어디서도 듣도 보도 못한 이러한 외로움의 느낌은 어떤 것일까 하는 풀리지 않는 상념이 찾아왔다. 비록 나의 개인 목적을 위해 그 분들을 만나게 되었으나, 뭔지 모를 특별한 기운이 내 속에서 움텄던 것 같다.

　내 연구의 방법은 목과 어깨의 만성통증을 앓고 있는 노인을 대상으로 1주일 간격으로 비약물적 주사 치료를 해가며 효과를 검증하는 것이었다.

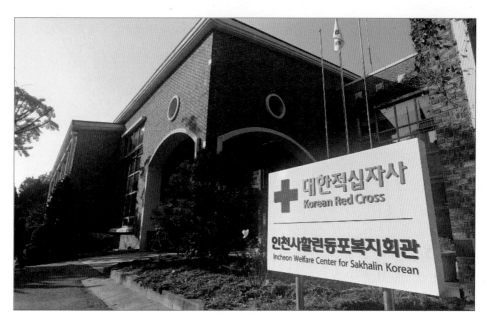

그림 1-1. 인천사할린동포복지회관

내가 인천사할린동포복지회관을 찾아가 노인들을 만나 인사를 드리고 그 분들이 어디 아프신 곳은 없는지 묻고 그들의 통증 부위를 확인하여 직접 내 손으로 촉진을 통해 정확한 통증 부위를 파악한 의도는 순전히 나의 논문 작성을 위한 작업이었다. 그러나 그 분들의 눈에는 처음 보는 젊은 의사가 직접 찾아와서 눈을 맞추고 자신의 아픈 곳과 가족 얘기까지 들어주고 여기저기 아픈 곳을 만지고 매주 치료까지 해주고 기분까지 물어봐주니 기특하게 느끼셨는지, 본인들이 사할린의 자녀에게 받은 사탕, 과자, 술 등을 나에게 선물하셨다. 술을 즐기지 않는 내가 그 때 받았던 보드카는 지금까지 내가 다른 사람들에게 받은 모든 선물의 개수보다 많다. 돌이켜보니 그 시절이 내가 노인 환자에게 관심을 갖고 스스럼없이 다가갈 수 있는 계기가 되었다. 또한 초면인 나를 처음부터 거리낌 없이 따뜻하게 맞아 주셨던 관장님을 비롯한 여러 직원 분들의 따뜻한 배려 덕분에 나의 임상연구는 순조롭게 진행되었다.

이 연구의 구체적인 진행 과정은 다음과 같았다.

치료 전 평가: 묻고 듣기, 관찰하기, 만지기, 감정 파악하기

65세 이상의 노인 중 목이나 머리, 어깨의 만성통증을 호소하는 자를 선별하여 얼마나 아픈지, 언제 주로 아픈지, 어떤 자세에서 더 아픈지 등을 묻고, 나의 손가락으로 노인이 아프다고 얘기하는 근육을 다양한 세기로 이곳 저곳 눌러보고, 특히 경추와 어깨관절이 어느 정도 범위에서 움직이는지를 진찰하기 위해 노인의 목과 팔 부분의 맨 살을 잡고 부드럽게 움직여보았다.

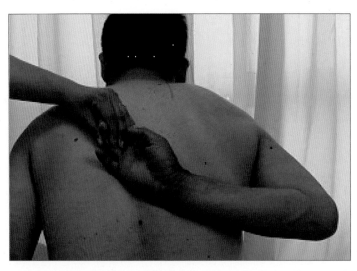

그림1-2. 팔의 운동 범위를 측정하기 위해 환자의 손을 잡고 최대한 올려보라고 이야기한다. 이를 통해 어느 쪽 팔과 어떤 척수 레벨에 문제가 있는지 파악한다.

4가지 치료 방법

제외 기준에 해당하는 자와 연구참여를 원치 않은 자, 그리고 연구 도중에 탈락한 자를 제외하고 4주 간의 연구에 끝까지 참여한 노인은 총 79명이었다. 연구에 참여한 노인들은 임의로 4개의 그룹으로 나뉘어 다음과 같은 방식의 치료를 1주 간격으로 3회 받게 되었다.

- **그룹1:** IMS군(22명) – 플런저(바늘지지 장비)에 끼운 바늘로 통증유발점을 찌르고, 통증을 유발한 척수레벨 주변의 근육과 인대 등을 추가로 찌른다.
- **그룹2:** TPI군(21명) – 0.5% 리도카인 용액을 통증유발점에 주사한다.
- **그룹3:** 마른바늘군(18명) – 플런저에 끼운 바늘로 통증유발점을 찌른다.
- **그룹4:** 주사바늘군(18명) – 생리식염수를 통증유발점에 주사한다.

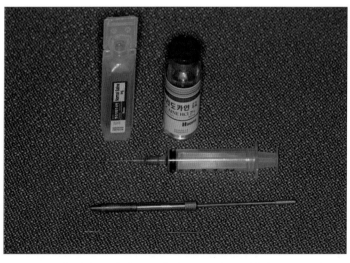

그림1-3. 석사논문 작성을 위해 준비한 노인의 만성통증치료를 위한 도구들. 위 쪽부터 생리식염수, 0.5% 리도카인, 주사기, 플런저(IMS 치료를 위해 바늘을 끼우기 위한 도구), 바늘

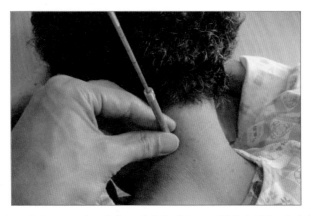

그림1-4. IMS 치료 방법. IMS 치료에서는 의사의 맨손으로 환자의 몸을 만져서 진찰을 하고 통증 부위에 해당하는 척수의 레벨 주위를 추가 치료하므로, 환자와의 접촉이 많아지고 대화도 많이 하게 된다.

대화와 접촉을 더 오래한 IMS 치료군에서 통증 치료 효과가 더 컸다

앞에서 설명한 4개의 치료 그룹 중에서 IMS의 치료 효과가 가장 좋았다. 이해를 돕기 위해 첫 번째 그룹인 IMS그룹과 두 번째 그룹인 TPI그룹의 효과를 그림으로 비교하였다.

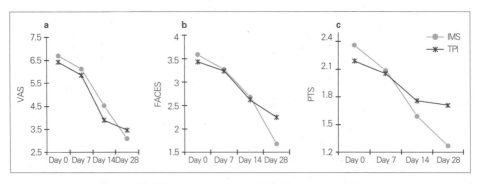

그림1-5. 제 0일, 7일, 14일에 걸쳐 치료하고 제 0일, 7일, 14일, 28일에 통증 척도인 VAS와 FACES(얼굴통증평가척도), 그리고 PTS(눌렀을 때의 압통)를 측정하였을 때, IMS그룹이 TPI그룹보다 모두 좋은 결과를 보였다.

치료 후 우울정도의 변화

이 연구에서 가장 특이했던 점은 우울정도의 변화였다. IMS와 TPI그룹의 치료 전 우울점수는 통계적으로 의미있는 차이가 없었는데, 놀랍게도 28일 후에 측정한 우울점수는 IMS그룹에서만이 의미 있는 감소를 보여주었고, TPI그룹의 우울점수는 통계적으로 의미있는 변화가 없었다. 우울증 평가는 다음의 한국형 노인우울척도-단축형의 15가지 질문으로 했다.

한국형 노인우울척도-단축형 (GDSSF-K)

다음을 잘 읽고 요즈음 자신에게 적합하다고 느끼는 답을 표시하십시오. (진한 바탕: 1점씩 더함)

항목	내용	예	아니오
1	당신은 평소 자신의 생활에 만족하십니까?		
2	당신은 활동과 흥미가 많이 저하되었습니까?		
3	당신은 앞날에 대해서 희망적입니까?		
4	당신은 대부분의 시간을 맑은 정신으로 지냅니까?		
5	당신은 대부분의 시간이 행복하다고 느낍니까?		
6	당신은 지금 살아있다는 것이 아름답다고 생각합니까?		
7	당신은 가끔 낙담하고 우울하다고 느낍니까?		
8	당신은 지금 자신의 인생이 매우 가치가 없다고 느낍니까?		
9	당신은 인생이 매우 흥미롭다고 느낍니까?		
10	당신은 활력이 충만하다고 느낍니까?		
11	당신은 자주 사소한 일에 마음의 동요를 느낍니까?		
12	당신은 자주 울고 싶다고 느낍니까?		
13	당신은 아침에 일어나는 것이 즐겁습니까?		
14	당신은 결정을 내리는 것이 수월합니까?		
15	당신의 마음은 이전처럼 편안합니까?		

0점~5점이면 정상, 6점~10점이면 경증 우울, 11점~15점이면 중증 우울   Adapted from 기백석

그림1-6. 노인의 우울정도 측정을 위해 사용한 도구. 15가지 문항으로 이루어졌으며, 자신의 감정을 누군가가 물어봐주는 것만으로도 위로가 되기도 한다.

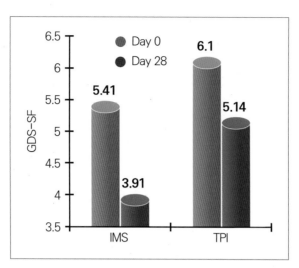

**그림1-7. 치료 전(Day 0)과 치료 후 28일(Day 28)의 두 그룹의 우울점수(GDS-SF)의 비교.
IMS그룹에서만 의미있게 우울점수가 감소했다.**

IMS와 TPI의 치료효과를 비교한 연구를 게재한 저널에서 나는 다음
과 같이 기술하였다.

"오직 IMS그룹만이 4주 후에 노인들의 우울점수를 유의하게 감소시켰다. 기존
의 많은 연구들에서 노인의 우울감은 통증의 강도와 비례관계를 보인다고 한다.
따라서 이 연구에서 우울감의 감소는 통증의 호전과 연관이 있을 것으로 추정한
다. 이 연구에 참여한 자원자 중 과반수는 그들의 가족과 떨어져 지내는 분들이
었다. 이것은 나의 가설인데, IMS 치료는 TPI에 비해 환자의 진찰과 치료를 위
해 더 많은 시간을 환자와 함께 했기 때문에 통증과 우울감의 완화에 더 좋은 효
과를 보였을 수도 있다."

출처: 가혁 등. J Rehabil Med 2007; 39: 374 - 378

석사논문을 통해 자신감이 넘친 나는 내친 김에 박사과정의 논문 주제도 석사과정과 비슷한 '노인의 만성 요통에 대한 IMS와 프롤로테라피의 초기 효과 비교'로 하였다. 박사논문 연구 당시에는 아예 모든 치료 대상을 인천사할린동포복지회관에 계신 분들로만 한정하였고, 당시 김주자 관장님의 협조로 더욱 순조롭게 진행할 수 있었다. 박사논문 연구 과정에서는 IMS를 포함한 3가지 치료기법을 매주 시행하고 3주 후에 최종 효과를 평가했고, 모든 참가자에게 3가지의 모든 치료를 제공했다. 즉, 모든 참가자에게 9주간 매주 치료한 셈이다. 이 연구에서도 IMS가 프롤로테라피라는 주사 치료보다 통증감소효과가 더 좋았다. 이를 통해 노인의 만성통증 치료는 의사와 환자 간에 많은 접촉을 할수록 좋은 효과가 있음을 체험했다.

대학원 시절에 수행했던 이러한 만성통증 관련 임상연구들은 운 좋게도 국제적으로 저명한 여러 개의 SCI급 저널에 실리게 되었고, 이를 통해 국내외 여러 학자들과 교류하게 되는 계기가 되었다.

현장의 일차진료에만 관심이 있어 개원을 준비 중이던 나에게 대학원에서의 첫 번째 연구 프로젝트의 성공은 큰 성취감과 자신감을 주었고, 이후 만성통증 외에도 다양한 영역에 관심을 갖는 계기가 되었다. 마침 내가 관심있던 만성통증 치료의 주된 대상이 노인이었고. 이 경험을 통해 노인과는 많은 대화와 접촉을 하는 것이 큰 위로를 준다는 것을 알게 되었다.

참고문헌

1 Gunn CC. The Gunn approach to the treatment of chronic pain. Churchill Livingstone; 1996. pp. 1–19.

2 Ga H, Koh HJ, Choi JH, Kim CH. INTRAMUSCULAR AND NERVE ROOT STIMULATION VS LIDOCAINE INJECTION OF TRIGGER POINTS IN MYOFASCIAL PAIN SYNDROME. J Rehabil Med. 2007;39:374-8.

3 가혁. 노인의 만성 요통에 대한 중재적 근-신경 자극 요법과 프롤로테라피의 초기 효과 비교 [박사학위논문]. [인천]: 인하대학교 일반대학원; 2008년.

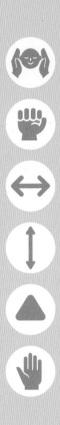

제2장

내가 늙으면
누가 나를 돌봐줄까?

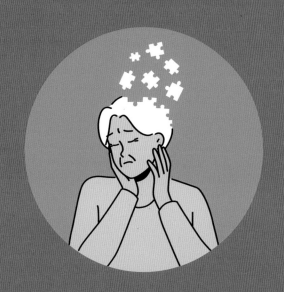

외래 진료실에서 부원장 업무를 하면서 어느덧 환자 진료에 자신감도 생기고 다양한 상황에 적응해가던 어느 날, 요양병원에서 근무하던 지인이 병원에서 봉직의를 구인하고 있으니 그 곳에서 근무해볼 생각이 없냐는 연락을 받게 되었다. 마침 대학원 박사과정을 마무리해야 했는데, 대학병원 전임의 시절과는 달리 개인의원 봉직 생활 중에는 논문 작성을 위해 따로 시간내기도 만만치 않아 시간의 여유가 많은 요양병원에서 봉직생활을 하면서 박사 과정도 마무리하고 싶었다. 그래서 그 제안을 받아들이고 2007년 1월부터 인천 은혜요양병원에서의 근무를 시작하게 되었다. 이 병원은 의대생 시절에 정신과와 치매 실습을 위해 1주일간 방문했던 경험이 있어서 큰 망설임 없이 선택했다.

인천시 서구에 위치한 인천은혜요양병원은 1993년에 개설되어 우리

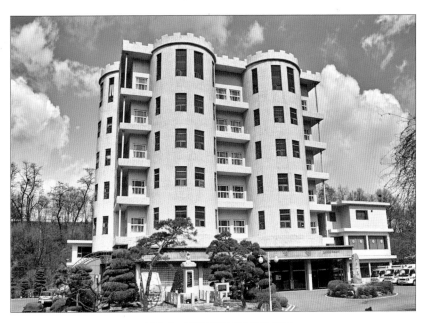

그림2-1. 인천은혜요양병원 전경

나라에서 현존하는 가장 오래된 요양병원이다. 그래서 병원에서 매년 제작하는 달력 하단에는 늘 '최고(最古)'의 요양병원이라는 수식어가 붙는다. 역사적으로 1994년 1월 7일 개정된 의료법에서 의료기관 종별 분류에 '요양병원'을 신설했고 1997년 노인복지법이 개정되면서 노인전문병원 설립 근거가 마련되었으며, 2011년 의료법 개정을 통해 노인전문병원과 요양병원 일원화가 이뤄졌다. 1993년의 우리나라 65세 이상의 고령인구 비율은 5.51%였다. 유교의 효(孝)사상이 강했던 당시 우리나라 분위기에서 부모를 남의 손에 맡기는 일은 쉽지 않았다. 우리 병원의 설립자이신 고(故) 김영기 전 이사장께서는 나에게 "당시에 노인병원을 설립한다

The New York Times

In Poignant Public Letter, Reagan Reveals That He Has Alzheimer's

가슴아픈 공개 서한에서, 레이건은
그가 알츠하이머치매에 걸렸다고 밝혔다.

- By Michael R. Gordon Nov. 6, 1994 -

"…Former President Ronald Reagan said today that he had entered the early stages of Alzheimer's disease, an incurable brain ailment that steadily destroys memory and eventually leads to death…"

"…전 대통령인 로널드 레이건은 오늘 그가 알츠하이머치매 초기에 걸렸음을 밝혔다. 알츠하이머치매란 지속적으로 기억력을 파괴시켜 결국 죽음으로 가는 뇌의 불치병이다…"

그림2-2. 레이건 대통령이 알츠하이머치매를 앓고 있음을 밝힌 1994년의 뉴욕타임즈 기사.

고 할 때 다 말렸다. 우리나라에서 누가 부모를 병원에 맡기겠나? 그건 모험이었지"라고 말씀하신 적이 있다. 실제로 당시에 개설했던 여러 노인전문병원, 요양병원들이 결국은 문을 닫게 된다. 그러던 1994년 11월의 어느 날, 로널드 레이건(Ronal Reagan) 전 미국 대통령이 알츠하이머 치매에 걸렸다는 소식이 미국에서 들려왔다.

레이건 대통령은 미국의 제40대 대통령으로서 냉전시대가 최고조였던 1981년 1월에서 1989년 1월까지 재임했으며 특히 반쪽 올림픽이었던 1980년의 모스크바 올림픽과 1984년의 LA 올림픽이 열리던 해는 그가 대통령에 연속 당선되었던 해이기도 하다. 레이건은 퇴임 후에도 한국인에게 가장 사랑받았던 미국 대통령 중 한 명으로 기록되었다. 퇴임 후 불과 5년 만에 치명적인 병에 걸렸다는 소식은 이틀 후 우리나라에도 전해지게 된다. 다음은 당시 조선일보의 기사이다(그림2-3).

이 일을 계기로 당시 부모가 나이 들어 생기는 증상인 '노망'으로 불리웠던 알츠하이머 치매는 비로소 우리나라 사람들에게도 병원에서 치료해야 할 '질병'으로 급속히 알려지게 되었고, 우리나라가 고령화사회(노인인구가 전체 인구의 7-14%인 사회)에 접어든 2000년 이후에는 정부의 요양병원 설립 완화정책과 맞물려 전국적으로 요양병원의 설립이 급증하였다. 이후 2008년 7월부터는 노인장기요양보험제도가 도입되면서 노쇠하거나 치매가 있는 많은 노인들이 저렴한 가격에 노인요양시설에 입소하게 되었고, 이후 우리나라는 요양병원과 노인요양시설이라는 2가지의 대표적 장기요양시설 입소 문화가 대중화되기 시작했다.

그럼에도 불구하고 우리의 윗세대는 가족의 부양은 나의 몫이라는 인식이 뿌리깊게 박혀있다. 그런 이유로 인해 남편이 입원했을 때 같이 입

朝鮮日報

"신이 준 여생 지금까지처럼 열심히 살겠다"
오히려 부인 낸시 걱정…쾌유비는 전화 쇄도
- 조선일보 1994년 11월 08일 기사 -

로널드 레이건 전 미대통령(83)이 5일 노인성 치매인 알츠하이머병을 앓고 있다는 사실을 스스로 공개, 전미국을 충격에 빠뜨리고 있다. 레이건 전대통령은 이날 "사랑하는 국민에게" 라는 제목의 대국민 편지를 통해 이같이 밝히고, 이는 알츠하이머라는 무서운 질병에 대한 경각심을 높이기 위한 결정이라고 전했다. 레이건은 직접 손으로 쓴 이 편지에서 "불행히도 이 병은 우리 가족에게 너무 큰 짐을 안겨줬다"며 침통한 심정을 밝히고 "낸시의 고통을 조금이라도 덜어줄 길이 있으면 좋겠다"며 오히려 혼자 남을 부인 낸시를 걱정, 국민들의 눈시울을 뜨겁게 했다. 레이건은 이어 "나는 지금 인생의 황혼으로 가는 여행을 시작하고 있지만 미국의 앞날에는 언제나 밝은 새벽이 있다는 것을 알고 있다"며 자신을 대통령으로 뽑아준 미국인들에게 감사를 표했다. 레이건은 또 "신이 나에게 준 여생을 지금까지와 마찬가지로 열심히 살아갈 것"이라며 전대통령다운 의연한 자세를 보였다.

알츠하이머는 신경계통의 진행성 불치병으로 건망증과 혼돈상태를 거쳐 흔히 '노망'으로 불리는 치매에 이르게 하는 질환이다. 병이 말기에 이르면 가족의 얼굴조차 기억하지 못하고 신경질적 반응을 보이며 대소변도 가리지 못하게 된다. 병으로 진단받은 후 보통 8년에서 10년 사이에 사망에 이른다. 미국의 경우 4백만 명이 알츠하이머에 걸려 있으며 해마다 10만 명이 이로 인해 사망한다. 레이건 전대통령은 아직 초기상태로 별 이상이 없지만 서서히 육체와 정신이 파괴될 것이라고 의사들은 전했다.

(중략)

로스앤젤레스 북서쪽에 있는 레이건 기념도서관에도 수많은 관람객들이 몰려드는 등 퇴임 후에도 그의 인기가 얼마나 대단한지 잘 보여주고 있다. 역대 미대통령 중 가장 인기있는 인물로도 꼽히는 레이건은 마지막이 될 지 모르는 이번 편지를 통해 임종을 앞둔 순간까지 국가와 국민을 생각하는 지도자의 전형을 보여줬다는 평가를 받고 있다.

김희섭 기자

그림2-3. 레이건 대통령이 알츠하이머 치매에 걸렸음을 알리고 알츠하이머 치매가 질병임을 설명하는 1994년 조선일보 기사.

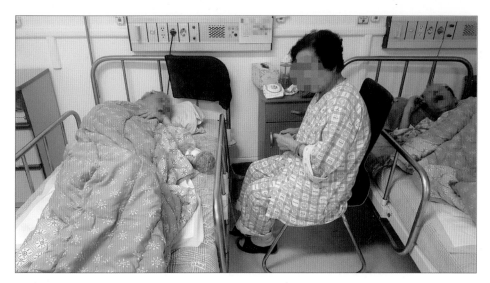

그림2-4. "나의 영감님은 내가 모셔야 한다"며 와상의 남편 옆에서 뜨개질을 뜨며 간병하는 치매 노인 여성. 이것이 한국인의 전통적인 돌봄 가치관이었으나, 지금은 치매에 걸린 가족의 돌봄을 남의 손에 맡기는 것이 일반적이다.

원하고 있는 치매에 걸린 부인이 남편을 보살피러 남편의 침상 곁을 지키고 있는 모습도 보았다. 그러나 치매에 걸린 가족을 시설이나 요양병원, 혹은 방문돌봄 서비스에 의존하는 것이 지금은 매우 일반화되어 이와 같은 가족돌봄의 모습은 새로운 세대에서는 보기가 힘들다.

2008년에 나는 대학원 박사 과정을 마무리하였다. 요양병원 주치의로서의 새로운 삶도 2년차가 되었는데, 의원에서 외래진료 업무를 하며 개업 준비를 하던 때에 비해 마음의 여유가 생기고 신체도 건강해졌음을 느끼면서 개업의 뜻은 접었다. 대학원 과정에서 쓴 여러 편의 임상논문이 SCI급 저널들에 속속 실리면서 학문적인 자신감이 생기기 시작했고, 진료 외에도 다양한 개인 활동을 할 수 있다는 환경이 나에게는 버릴 수 없는 매력이었다. 특히 우리나라가 2000년에 고령화사회에 접어든 후 더욱 가팔라진 노인인구의 급증과 더불어 요양병원의 사회적 중요성이 커지면서 나는 각종 학술모임이나 단체에서 노인장기요양 관련 발표를 하는 기회가 많아졌고, 결정적으로는 2008년부터 새로 도입된 요양병원 수가제도인 일당정액수가제와 관련하여 수차례 강의와 세미나에 연자로 참석하게 되었다. 또한 그 즈음부터 모교인 인하대학교 가정의학과의 최지호 교수님의 권유로 의대생을 대상으로 노인의학 강의를 하게 되었고, 곧 이어 인하대학교 간호학과 대학원에 개설된 노인전문간호사 과정에도 출강하기 시작했다. 또한 우리 재단에서는 제1인천시립치매요양병원을 운영하던 터라 지역 보건소에서 지역 노인들을 위한 건강강좌 요청이 들어와 내가 지역 노인들을 위한 건강강좌 강사로도 나가기 시작했다. 그러던 즈음 나를 대한노인병학회 연구회 모임에 초대하시고 노인병 공부로 이끄신 경희대학교 가정의학과의 원장원 교수님과 대한병원협회장을 역임하신 경기도 시흥노인전문병원 홍정용 이사장님께서 나의 요양병원 관련 소개 강의를 들으시고는 이러한 내용을 바탕으로 요양병원 업무에 지침이 될만한 지침서를 써보는 것을 제안하셨고, 마침 급증하고 있는 요양병원의 직원들을 위한 마땅한 지침서가 없음을 깨닫고 있었던 나는 그 동안의 요양병원 진료 경험과 노인의학, 노인간호 강의 준비 과정을 통해 공부한 노인병 관련 지식을 바탕으로 2011년에 '의사-간호사를 위한 노인요양병원 진료지침서'라는 이름으로 책을 출간하게 되었다. 이것은 내 인생에 가장 큰 전환점이 되었고, 그 이듬해 대한요양병원협회 교육이사가 되면서 본격적으로 요양병원 직원 교육프로그램 수행 업무와 다양한 강의 활동을 시작하게 되었다.

2008년에는 요양병원 경영에 부담을 주는 세 가지 제도가 도입되었는데, 그것은 요양병원 수가개편과 노인장기요양보험제도의 시행, 그리고 요양병원 적정성평가제도이다. 2013년부터 모든 요양병원에 의무화가 된 의료기관인증평가제도의 시행은 요양병원의 질적인 발전에 큰 기여를 하였으나 현장에서는 큰 부담으로 작용하게 된다. 이후 정부에서는 탈시설화, 탈병원화를 선포하며 주로 치매환자가 입원해 있는 요양병원을 대상으로 장기입원자에게 불리한 제도를 만들고 퇴원을 통해 가정이나 지역사회에서 환자를 돌보는 정책을 추구하게 된다. 이는 일본의 지역포괄케어시스템과 유사한 방향이다. **그림2-5**에서 알 수 있듯이, 앞으로는 치매노인환자 돌봄의 중심이 현재와 같은 요양병원, 요양원 중심의 시설 돌봄만이 아닌 가정이나 공통노인주택과 같은 방문돌봄 서비스의 활성화를 추진하고 있다. 노인은 본인이 나고 자라고 생활하는 그곳에서 돌봄을 받

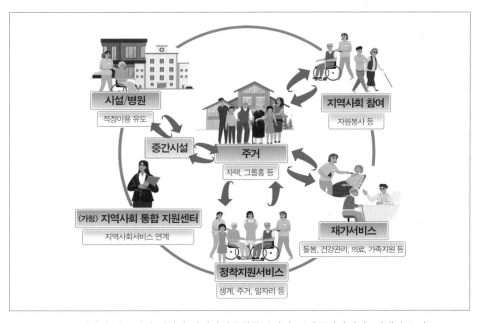

(a) 우리나라 정부에서 제시한 지역사회통합돌봄서비스(커뮤니티케어) 정책의 초안.

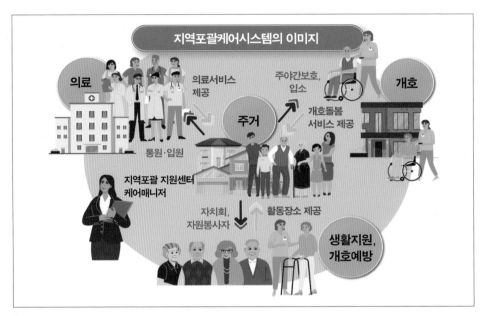

(b) 일본에서 추진하는 지역포괄케어시스템의 모식도.

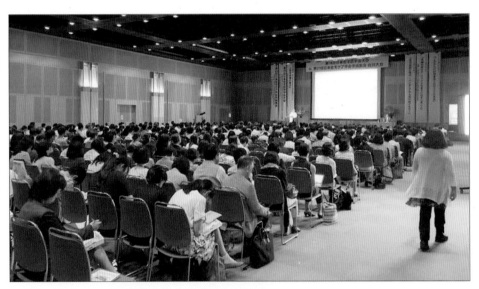

(c) 2016년 도쿄에서 열린 제 18회 일본가정방문의사학회&
제 21회 일본가정돌봄학회 공동학술대회 모습. 총 3957명의 인원이 등록하였다.

그림2-5. 우리나라의 지역사회통합돌봄서비스(커뮤니티케어) 정책과 일본의 지역포괄케어 시스템 비교. 일본은 요양병원, 요양시설 뿐 아니라 재택의료 서비스를 활발히 추진하고 있으며, 우리는 기존의 시설 위주의 돌봄서비스에서 지역사회 방문 서비스로 전환을 추진하고 있다.

아야 한다는 AIP (ageing in place)의 원칙에 부합되지만, 일본이나 우리나라나 지극한 노인인구 증가에 따른 국가의 재정 부담이 이러한 결정에 매우 큰 요소임은 누구도 부인하기 힘들다.

이와 같이 우리나라의 의료와 돌봄서비스 제도는 주로 일본을 롤모델로 하고 있다. 요양병원, 노인장기요양보험제도, 지역사회돌봄정책 모두가 그러하다. 일본은 기존의 요양병원과 요양원의 중간 형태인 개호의료원이라는 의료시설 제도를 2018년부터 도입했는데, 우리나라는 어떠한 형태로 가게 될지 두고 볼 일이다.

나는 2012년부터 대한요양병원협회에서 교육이사직을 맡게 되었고, 이후 학술이사를 거쳐 현재는 학술위원장이 되었다. 주로 요양병원 관련 주요 이슈와 인증평가제도 교육, 춘추계 학술대회 프로그램 개발 업무를 맡고 있다. 한편 협회에서는 해마다 외국의 요양병원 및 노인요양시설 탐방 프로그램 기획을 통해 주로 일본의 시설을 시찰하는 기회를 갖고 있다. 아무래도 일본이 현재 세계 최고령국가이고 제도와 문화적으로도 유사성이 있으며 무엇보다 우리나라 의료, 돌봄 정책의 롤모델 국가이기 때문이다. 한편 대만의 경우는 우리나라와 인구구조와 경제·사회적 여건이 매우 유사한데, 우리나라나 일본과는 달리 요양병원이나 노인장기요양보험제도 대신 주로 유럽이나 미국을 모델로 한 급성기후 관리(post-acute care, PAC)나 방문진료 제도가 매우 활성화되어 있다. 심지어는 정신건강의학과 의사가 조현병 등의 정신질환을 갖고 있으면서 병원을 방문하지 않고 있는 환자를 몸소 방문하여 가정에서 약을 처방하고 투약하는 사업까지 하고 있으니 우리나라보다 훨씬 지역돌봄에 친화적인 환경이다. 특히 2024년부터 대만 정부에서는 기존의 가정방문진료 서비스를 '가정병원

(hospital at home)’의 개념으로 격상하겠다고 발표했다.

이러한 특이성이 있기에 우리나라와 서로 교류를 통해 보완을 하면 되겠다는 생각에 미쳤고, 마침 내가 이미 십여 차례의 대만 방문을 통해

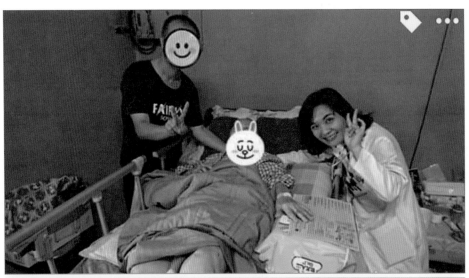

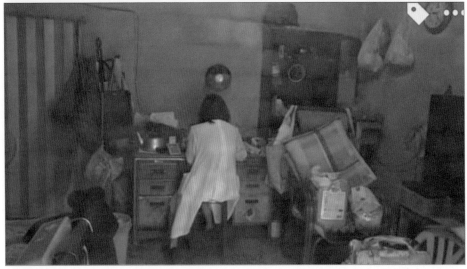

그림2-6. 대만 가오슝에서 방문진료하는 실제 모습. 보행이 힘든 노인환자를 의사가 직접 방문하여 진료하고 처방을 내리고 있는 가정방문의사의 모습. (Dr. Lo의 허락을 받아 올림)

현지의 국립대학병원 교수, 노인의료전문가 및 시설 관계자들과 인연을 맺어놓은 덕에 협회에서는 2017년부터 대만의 의료복지체계 연수 과정을 마련하였다. 지금까지 타이베이, 가오슝, 타이중 등 주요 도시의 관련 시설 등을 돌아보며 미래의 우리나라 노인돌봄서비스를 대비하는 기회를 갖게 되었다.

우리는 대만에서 대학병원 내 노인병동과 노인요양시설, 주간보호센터, 호스피스 병동 외에도, 특히 우리가 익숙하지 않은 급성기후돌봄(post-acute care) 서비스 현장을 집중 시찰하였다. 급성기후돌봄서비스 대상자는 주로 뇌졸중이나 대퇴골절과 같이 급성기치료가 끝난 후에 수개월에 걸쳐 가정으로 복귀하려는 환자이며, 이 곳에서는 환자의 가정 복귀 전에 그들을 재활훈련시키고 퇴원 후 교육을 담당하고 있었다. 그런데, 우리는 그곳에서 우리나라의 요양병원이나 요양원과는 사뭇 다른 분위기를 느낄

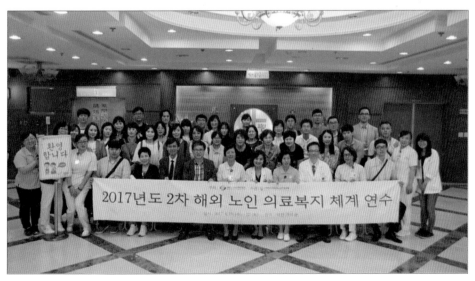

그림2-7. 대한요양병원협회의 2017년도 대만 가오슝 노인의료복지시설 방문.

수 있었다. 첫 번째는 그곳에 있는 환자나 직원, 보호자 모두가 신경을 곤두세우고 매우 열심히 재활훈련을 받고 있었다. 아마도 우리나라의 요양병원이나 요양원은 정해진 기간 없이 지속적인 재활훈련과 치료를 받고 있음에 비해 대만의 급성기후치료 병동은 대만 정부에서 3-6개월 정도의 제한된 기간 안에만 건강보험 혜택을 주고 있기 때문이었다. 두 번째는 병동에서 이루어지고 있는 재활훈련이라는 것이 매우 소박(?)하게 느껴졌다. 다음의 그림에서 보는 바와 같이, 실제로 환자가 퇴원하여 가정으로 돌아갔을 때 주변에서 구할 수 있는 물건(커피 테이크아웃 용기, 고무줄, 빨래집게, 휴지걸이봉 등)을 이용하여 전문가의 도움 없이도 스스로 가정재활훈련을 할 수 있도록 하는 맞춤형 교육을 하고 있었다. 심지어는 재활훈련 성과에 따라 환자에게 쿠폰을 제공하고 더 열심히 할 것을 격려하는 분위기였다. 병원 입장에서도 좋은 결과가 나와야 환자의 순환도 빨라지고 좋은 성과로 평가받기 때문이리라.

나의 세대 중 노후를 자식에게 의지하려는
부모는 거의 없을 것이다.
나와 아내가 다른 이의 도움을 필요할 때가 되면
어디에서 지내게 될까?

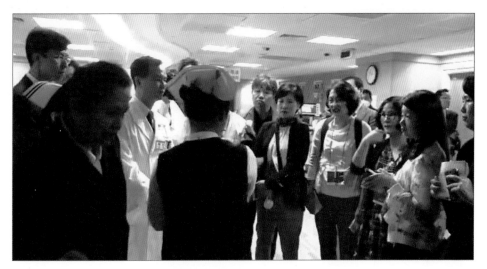

(a) 2018년에 방문한 대만의 급성기후돌봄 병동.

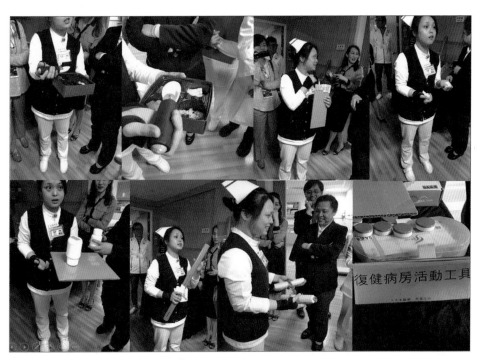

(b) 가정 복귀를 준비시키는 것이 주 업무인 병동에서는 가정에서도 흔히 구할 수 있는 커피전문점 테이크아웃용 용기와 구슬, 혈당체크용 바늘의 뚜껑을 이용한 숟가락질 훈련, 크기에 따라 강도가 다른 여러 개의 빨래집게와 골판지를 이용한 손가락 근력 운동, 약통과 찍찍이를 이용한 훈련, 고무줄과 화장실 휴지봉을 이용한 당김 운동용 기구 등을 마련하고 환자를 훈련시키고 있었다.

제2장. 내가 늙으면 누가 나를 돌봐줄까?

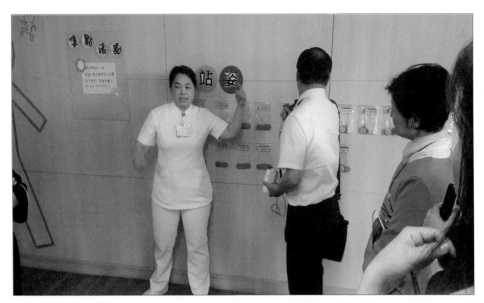

(c) 활동 시마다 쌓이는 적립포인트 제도를 통해 입원환자의 재활훈련을 자극한다.

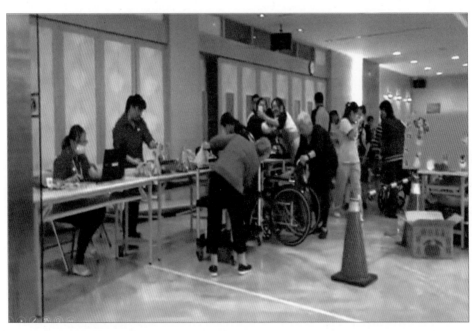

(d) 급성기후돌봄 시설 지하에 있는 마트에서는 입소자가 실제로 물건을 살 수 있도록 하여,
퇴원 후에도 지역사회에서 스스로 거래활동을 할 수 있도록 훈련하고 있다.

그림2-8. 대만의 급성기후돌봄 병동과 시설에서의 환자재활훈련 활동 사례.

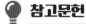 **참고문헌**

1 중앙일보. 환자를 가족과 같이, 인천 은혜병원. Available from: https://www.joongang.co.kr/article/2456196#home.

2 의약뉴스. Available from: http://www.newsmp.com/news/articleView.html?idxno=190293.

3 통계청. KOSIS 인구로 보는 대한민국 - 고령인구 비중. Available from: https://kosis.kr/visual/populationKorea/PopulationDashBoardDetail.do.

제3장

나도
치매가 될 수 있다

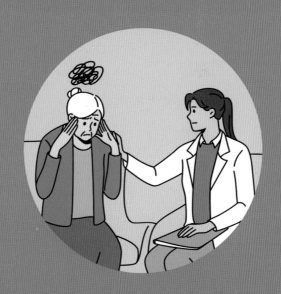

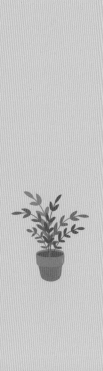

내 머리카락은 아버지에게 얻은 유전으로 30대 초반부터 양 옆 머리 칼이 희끗희끗해져서 계절마다 염색을 하고 있고, 40대부터는 노안이 와서 다초점렌즈를 끼고 있다. 50세가 넘으면서는 확실히 기억력이 예전같지 않음을 느끼고 있는데, 특히 새로운 기억을 입력시키기가 어려워서 새로운 누군가를 만나게 될 때면 미리 양해를 구하곤 한다. 내가 이름을 잘 기억하지 못하니 양해를 바란다고. 또한 이미 알고 있는 지인의 이름이 금세 떠오르지 않기도 한다.

나는 치매가 될까?

우리나라는 2040년에 기대수명이 90세가 되고, 2050년이면 일본을 너머 세계 최고령국가가 된다는 분석이 있다. 90세 이상에서는 치매에 걸릴 확률이 약 50%라고 하니, 나를 비롯하여 대한민국 국민이라면 앞으로는 둘 중 하나는 치매가 된다고 할 수 있다. 그러니 더 이상 "이러다가 치매 오는 것 아냐?"는 그냥 하는 소리가 아니다. 만일 내가 치매가 아니라면 확률적으로 내 아내에게 치매가 온다는 의미인데, 그 또한 반가운 소식은 아니다. 오히려 치매환자보다 치매환자의 가족이 더 고통스러워하는 모습을 많이 봐왔기 때문이다.

치매는 질병인가? 질병이 아니라 증상이다. 어떤 증상일까?

치매 하면 '기억력 저하'부터 떠올릴 정도로 기억력 감소는 치매의 대표 증상이다. 그러나 기억력 저하만 있다고 해서 치매는 아니고, 기억력 저하가 없더라도 치매가 될 수 있다. 이게 무슨 소리인가? 기억력이란 뇌의 대표적 인지기능의 하나로, 기억력 외에도 판단력, 주의집중력, 시간지남력, 장소지남력, 사람에 대한 지남력, 언어능력, 실행력 등 여러 가지가 있다. 이러한 능력 중 하나라도 이전에 비해 저하되었다면 인지기능이 저하되었다고 한다. 그러나 인지기능 저하만으로는 아직 치매라고 하지 않고, 인지기능 저하와 더불어 일상생활 동작을 독립적으로 수행하기가 어려울 때 비로소 치매라고 한다.

아래의 그림을 보자. 인지기능이 〔정상〕인 상태부터 〔말기 치매〕까지의 단계를 그림으로 표현했다. 처음에는 스스로 기억력 저하가 왔다고 느끼는 〔주관적 기억력 저하〕 단계로, 이 시기는 비교적 젊을 때이고 사회적으로도 활동이 왕성하거나 자식, 부모 부양이 중요한 시기이므로 오히려 스스로 느끼는 부담감은 더 큰 단계이다. 그러다가 객관적인 검사에서 인지기능의 저하로 판명되면 〔경도인지장애〕의 단계로 접어들고, 이후 일상동작장애, 즉 인지기능 저하에 따라 일상생활이나 사회생활에서 장애가 생기거나 남에게 의존하지 않고서는 독립적으로 어떤 일을 해결하지 못하는 단계가 되는 순간이 〔치매〕로 접어드는 때이다. 이후로는 치매의 중증도에 따라 〔초기 치매〕, 〔중기 치매〕, 〔말기 치매〕로 구분하고 있다.

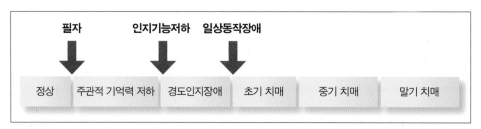

그림3-1. 정상에서 치매로 진행되는 과정. 〔인지기능 저하〕＋〔일상생활동작 장애〕이면 치매이며, 〔인지기능 저하〕만 있으면 경도인지장애라고 한다. 필자는 현재 주관적 기억력 저하 상태임.

이 기준에 따르면 나는 [**주관적 기억력 저하**]이다. 아직 객관적인 검사 결과에서 인지기능저하로 평가되지는 않지만 나 스스로는 새로 만난 사람의 이름을 이후에 자주 기억하지 못하거나, 이미 알고 있던 사람을 만났을 때 그 사람의 간혹 이름이 전혀 떠오르지 않기도 하며, 병원에서도 간호사에게 환자의 상태를 전달받고 그에 상응하는 약물처방을 하기로 해놓고서는 깜깜무소식이어서 얼마 후 다시 간호사에게 전화를 받는 일이 최근에는 종종 생기기 때문이다. 다행히 우리 병원 간호사들은 이러한 나의 상태를 너그럽게 이해해주고 기다려주어서 나는 늘 고마움과 편안함을 느낀다.

치매는 [**핵심증상**] + [**주변증상**]으로 구분하기도 하는데, 핵심증상은 앞서 말한 인지기능 저하와 그로 인한 일상생활 동작의 장애를 의미하고, 주변증상은 그로 인한 다양한 행동심리증상을 의미한다. 핵심증상은 치매의 진단에 필수 증상이지만, 주변증상은 그렇지 않다. 즉, 같은 치매라도 주변증상이 있는 치매와 주변증상이 없는 치매로 나눌 수 있다.

어떤 치매환자에게 핵심증상만 있고 주변증상이 없을 때를 '예쁜 치매', '착한 치매'라고 부른다. 나는 이 '예쁜 치매', '착한 치매'라는 말이 매우 거북하다. 예쁜 치매가 있다면 '미운 치매'가 있다는 말이고, '착한 치매'가 있다면 '나쁜 치매'도 있다는 말 아니겠는가? '주변증상', 즉 행동심리증상이 있을 때 많은 사람들은 치매환자가 밉거나 나쁘다고 생각하는 모양이다. 그래서 행동심리증상은 '문제행동'이나 '이상행동'으로 부르기도 하는데, 나는 이 세상에 그런 건 없다고 믿는다. 좋은 치매니, 나쁜 치매니, 정상행동이니, 이상행동이니, 그런 건 없다. 아마도 많은 사람들이 치매환자의 마음을 잘 들여다보지 못해서 생기는 오해로 생각한다. 이는

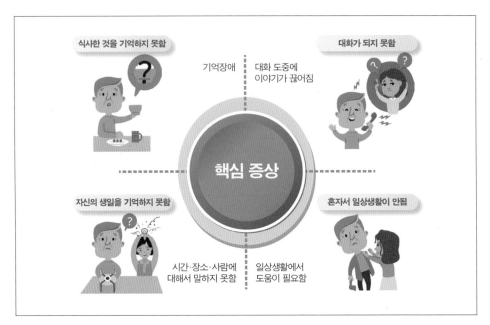

(a) 치매의 핵심증상. 인지기능 장애와 그로 인한 일상동작의 장애.

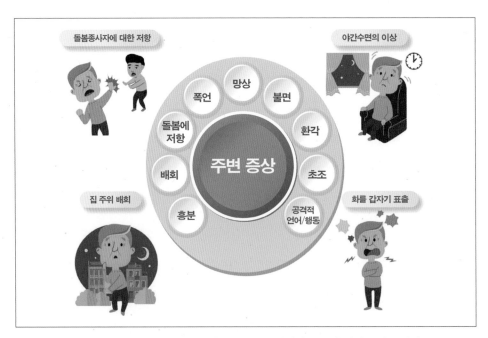

(b) 치매의 주변증상. 치매의 핵심증상에 따른 다양한 행동과 심리 증상을 의미.

그림3-2. 치매의 핵심증상과 주변증상. (출처: 인천고령사회대응센터, 2019)

치매돌봄이 즐거워지는 6개의 아이콘

5장에서 자세히 다루겠다.

글을 쓰고 있는 지금은 2024년이다. 올해 출시된 S전자의 최신 스마트폰은 제품명에 AI(인공지능; artificial intelligence)를 덧붙였다. 실시간 13개 국어 통역 서비스를 통해 세계 어느 누구와도 대화가 가능하며, 아무 물건이나 사진을 찍고 표시를 하면 그 물건의 브랜드와 가격을 바로 알 수 있고, 회의를 녹음하기만 하면 스마트폰이 스스로 회의록을 작성해준다고 한다. 놀랍다. ChatGPT를 통해 체험해 본 AI 기술의 발전은 경외감을 느끼게 한다. 몇 개의 제시어만 주고 소설을 쓰라고 하면 완벽한 기승전결을 갖춘 이야기를 만들어내고, 완벽한 그림을 그려내기도 한다. 과연 10년 후, 20년 후에는 어떻게 변할지, AI가 어떤 일까지 하게 될지 두렵다.

나에게는 2012년부터 유료로 사용하고 있는 유일한 스마트폰 앱이 있다. 바로 에버노트(Evernote). 스스로 메모광이라 생각하는 나는 매일 무언가를 이 메모 앱에 기록하고 있다. 개인 약속이나 가족 행사 준비부터, 여행이나 모임 계획뿐 아니라 다양한 학술행사에서 강의내용을 글자나 사진, 때로는 녹음, 영상을 통해서 저장하고 있다. 당연히 이 책을 집필하는 데에도 에버노트 앱을 이용하여 정리하고 있고, 글의 소재를 찾을 때에도 과거 에버노트에 저장해두었던 수많은 환자 사례를 끄집어내어가며 영감을 얻고 있다. '시대의 지성' 고(故) 이어령 교수님은 80대이던 2018년 에버노트에 약 18,000개의 노트가 저장되어 있다고 했는데, 50대 초반인 나의 에버노트에는 현재 11,788개의 노트가 있다. 12년 만에 약 12,000개의 노트이니 매년 1,000개씩, 즉, 매일 3개 정도의 메모를 기록하고 있었던 셈이다. 이것이 [**주관적 기억력 저하**]라고 스스로를 진단해버린 나 자신을 위한 인지저하 대비책이다. 그래서 나는 에버노트를 '나의 두 번째 뇌'라

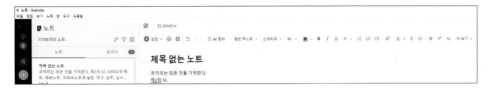

그림3-3. 나의 두 번째 뇌인 에버노트 프로그램 화면. 현재 11,788개의 노트가 저장되어 있다.

고 여기고 있다.

미국에는 "코끼리는 절대 잊지 않는다(Elephants never forget)"란 속담이 있다. 코끼리는 영리한 동물로 수십 년 전에 만난 사람이나 한 번 가본 길은 잊지 않을 만큼 기억력이 뛰어나다고 한다. 때문에 서양에서 코끼리는 '현명함'과 '지혜'를 상징하기도 한다. 에버노트의 창업자 겸 최고경영자(CEO)인 필 리빈(Phil Libin) "사람들에게 에버노트를 통해 완벽한 기억력을 갖게 해주고 싶다"는 바람으로 이런 코끼리의 상징성을 살려 코끼리를 에버노트의 마스코트로 내세웠다고 한다.

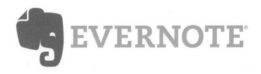

그림3-4. 에버노트(Evernote)의 마스코트인 코끼리의 머리.
"코끼리는 절대 잊지 않는다(Elephants never forget)."

감명깊게 읽었던 〈치매 노인은 무엇을 보고 있는가〉의 저자 오이 겐 교수. 일본에서는 치매라는 말 대신 인지증이라는 용어를 사용하고 있음에도 그의 책은 제목부터 '치매'라는 단어를 사용하고 있다. 오이 겐 교수는 치매라는 용어를 쓴 이유 중 하나는 "우리 모두는 치매이기 때문"이라고 했다. 10여 년 전 이 책을 처음 읽었을 때 어리둥절했으나, AI 시대인 지금은 너무나 쉽게 이해가 된다. AI의 눈으로 사람을 본다면 모두 치매다. 인지기능 저하라는 개념은 '상대적'이므로 AI를 기준으로 할 때 우리 인간 모두는 치매가 된다. 게다가 AI는 전원만 공급해주면 지치지도 않고 죽지도 않는다.

네이버사전에 따르면 '인간미(人間味)'의 뜻은 '인간다운 따뜻한 맛'이다. '아름다울 美'가 아닌 '맛 味'이다. '인간다운'이라는 전제가 있으므로 AI를 훈련시켜 완벽하게 인간미를 흉내낸다고 하더라도 결국 인간을 뛰어넘지는 못한다. 인간을 뛰어넘는 순간 이미 인간미가 없어지는 모순에 빠지기 때문이다.

정리하자면, AI 시대에 우리 인간이 가장 잘 할 수 있는 일이란 지능이 아니라 감정이다. 평가와 조언보다는 수용과 공감이, 완벽을 추구하기보다는 실수를 인정하는 모습이 인간미가 빛나는 순간이다.

예를 들어보자.

우리나라에서 인기있는 대중스포츠로는 야구, 축구, 배구, 탁구 등이 있고, 내 첫째 아이는 초등학교 시절부터 배드민턴을 즐기고 있는데, 올해 대학에 입학하게 된 아들은 최근에 어릴 적 친구와 함께 배트민턴 대회에 복식조로 출전하여 입상하기도 했다. 마침 경기장이 우리 집 근처여서 아내와 함께 모처럼 배드민턴 경기를 관람하게 되었다. 나는 AI가 아닌 인간이기 때문에 무조건 우리 아이 팀이 이기기를 바랐다. 경기 시간이 저녁 시간이어서 샌드위치와 바나나, 음료수 등을 가져가서 게임 중간에 먹

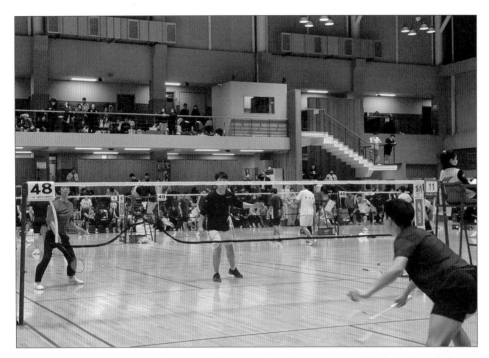

그림3-5. 배드민턴 경기에서 재미의 요소는 '인간의 실수'가 만드는 승패이다. 인간이 아닌 AI끼리 경기를 한다면 완벽한 수비를 하거나 완벽한 공격을 할테니 실수가 없어지고 그야말로 인간미 없는 게임이 될테니, 아무도 보러오지 않을 것이다(가장 좌측의 선수인 내 아들은 오랜 수험생활 때문에 훈련이 부족하여 자세를 낮추지 않아, 이날 실수가 많았다).

이기도 했다. 그런데 초반에 우리 아이의 실수가 많았고 이는 바로 실점으로 이어졌다. 그 이유를 내 나름대로 분석해보았더니, 오랜 수험생활 때문에 연습도 제대로 못했고 자세도 흐트러져 있음을 발견했다. 모든 스포츠의 기본 자세는 무릎을 굽히고 낮춰야 하는데, 다른 선수들에 비해 덜 구부린 자세였다. 그러다 보니 상대가 셔틀콕을 강하게 치면 아이가 받아칠 때까지 걸리는 체공(滯空) 시간이 상대적으로 짧아서 제대로 받아치지 못하는 순간이 많아졌다. 다행히 첫 게임은 승리하고 이후로는 차차 아이의 신체가 적응을 해나가며 자세도 좋아지고 결국 3위에 입상하게 된다.

이 배드민턴 사례에서 다음과 같은 몇 가지 교훈을 얻을 수 있다.

1. 인간의 눈에는 운동선수라고 해서 모두 같은 운동선수가 아니다. 누군가를 응원하게 된다.
2. 인간은 시간과 환경에 적응하고 지치기도 하므로 같은 선수라도 시간에 따라 다른 플레이를 하게 된다.
3. 인간이 아닌 AI가 운동을 한다면 음식을 줄 필요도 없고 지치지도 않겠지만, 실수도 없으므로 재미가 사라진다.
4. 인간의 실수는 스포츠의 묘미이다.

또 다른 사례를 보자. 이번에는 치매에 걸린 대만 화가의 이야기다.

은퇴한 미대 교수이자 동양화가인 D씨는 수개월 전부터 기억력 저하가 눈에 띄게 심해지고, 길을 잃거나 계산능력도 떨어지기 시작했다. 자신의 그림 실력이 떨어지기 시작했음을 느끼고 그림 그리기를 그만두었다. 그는 우울해지기 시작했고 친구를 만나거나 사회활동도 하지 않게 되었다. 이후 마음을 다잡은 그는 다시 집중하여 그림을 그리기 시작했는데, 그의 그림 스타일이 확연히 변하게 되었다.

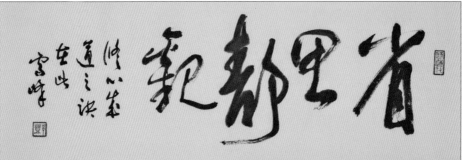

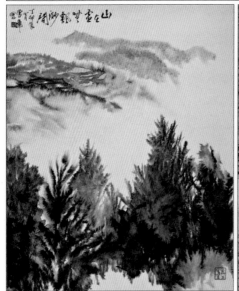
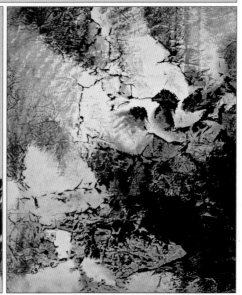

(a) 치매 이전 작품들

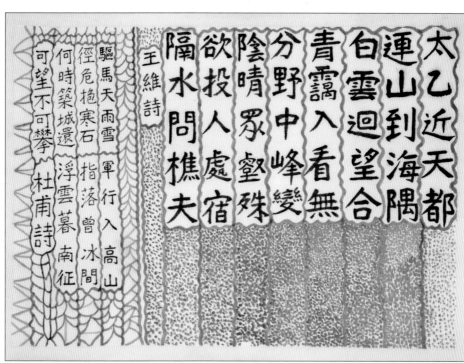

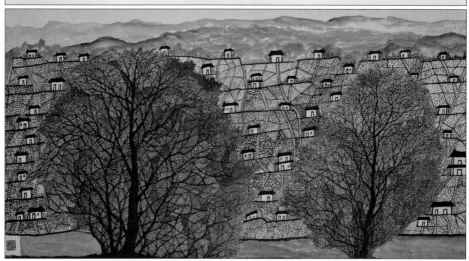

(b) 치매 이후 작품들

그림3-6. 유명화가 D교수의 치매 전,후 작품의 변화.
(관련논문 저자인 대만타이베이양밍대학교 고령의학과 첸 교수의 허락을 얻어서 올림)

여러분은 어떻게 느끼는가? 치매 이전의 글씨와 그림이 치매 이후에 비해 미운가? 열등한가? 오히려 비전문가인 나는 화가의 서체와 화풍이 오히려 치매 이후에 더욱 개성있게 느껴지고 그의 마음에 가까이 닿는 것 같아 뭉클해졌다.

우리 아이의 배드민턴 사례와 대만 화가의 사례에서 보듯 치매의 인지기능 저하라는 것은 상대적인 개념이며 단순히 세상을 보는 관점에 변화가 생긴 것으로 해석할 수 있고, 때로는 치매가 오기 전의 규격화된 생각에서 벗어나 진솔한 마음을 표현하게 되는 계기가 될 수도 있다.

나의 인지기능이 떨어졌을 때, 남들이 나를 어떻게 대하길 원할까?

50대 초반인 지금도 30-40년 전에 비해 생각의 속도가 눈에 띄게 느려졌는데, 앞으로 30-40년 후의 내 머리 속에서는 어떤 일이 일어나고 있을까? 내가 90세가 되면 내 사랑하는 가족, 친구와 마음 편히 이야기를 나누더라도 우선 잘 안 들리는 귀로 상대의 목소리를 어렵게 알아들어야 하고, 귀에서 음성정보를 취득한 나의 뇌세포는 얼마 안 남아있는 뇌 속의 아세틸콜린을 재료삼아 나름대로 해석하고, 나의 혀를 관장하는 제12 뇌신경인 설하신경에 명령을 내려 말을 하게 할 것이다. 그러나 내가 소리를 듣고 말을 하기까지의 시간은 훨씬 느려지겠지. 그런 나를 잘 기다려 줄까? 하물며 가족과의 대화라고 생각해도 부담스러울텐데, 그 대화 상대가 남이라면 얼마나 미안한 상황이 될까? 그냥 말하지 않는 게 낫겠지?

예전에 내 환자 중 한 분이었던 '9초 치매 할머니'가 떠오른다.

◆ 9초 치매 할머니

85세 중증치매 여성의 아드님은 매우 바쁜 분이다. 간혹 병원을 방문하여 어머니를 만나기는 하지만 거의 대화를 나눠본 적이 없다고 나에게 말한다. 어머니는 아들을 멀뚱멀뚱 바라만 볼 뿐 아들의 질문에 대답한 적이 없다고 한다.

그러나 이는 오해였다. 비록 중증의 인지기능 장애가 있었지만 질문자가 간단한 질문을 하고 느긋하게 기다리면 결국은 대답을 한다. 단지 퇴화된 뇌 기능으로 인해 정보를 얻고 해석하여 입으로 표현하기까지 시간이 걸릴 뿐이다.

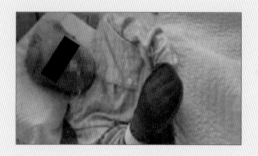

주치의인 나는 이 할머니와 얘기할 때면 질문을 한 다음에 속으로 "하나-둘-셋…여덟"까지 센다. 그러면 아홉을 세는 순간에 "몰라" 등의 아주 간단한 답변을 한다.

그래서 이 할머니의 별명은 '9초 치매 할머니'이다.

내가 기억력이 사라지고 말을 느리게 하더라도 내가 하고 싶은 말을 하고 싶고, 그 말을 전달할 때까지 그 사람이 기다려준다면 좋겠다.

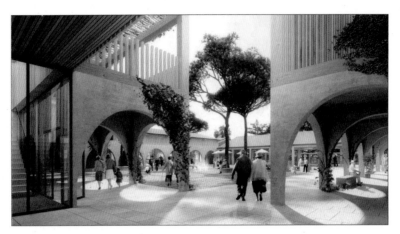

그림3-7. 프랑스의 랑데 알츠하이머(Landais Alzheimer) 치매마을 전경. 모든 주민이 치매이므로, 이 마을에서는 치매가 아닌 사람이 비정상이다.

프랑스 남서부에는 랑데 알츠하이머(Landais Alzheimer)라는 특별한 마을이 있다. 마을 주민 모두가 치매를 앓고 있기 때문이다. 마을 주민들은 마을 중앙 광장에 있는 상점에서 바게트를 먹고 신문도 얻는다. 돈을 받지 않기 때문에 지갑 갖고 나오는 걸 잊어도 아무 문제가 없다. 가게와 식당뿐만 아니라 극장에 가서 공연을 관람하는 등 다양한 활동에 참여하도록 장려된다. 부부인 필리프와 비비안은 둘 다 치매 진단을 받았지만, 이후에도 가능한 한 평범한 삶을 살고 있다고 말한다. 이곳에는 약속 시간, 쇼핑 시간, 청소 시간이 정해져 있지 않다. 이 마을에 치매가 아닌 사람이 살고 있다면 그 사람의 행동은 '이상행동'으로 보일 것이다.

최근에는 우리나라에도 '치매안심마을'이 확산되고 있다. 2022년 현재 전국에 641개의 마을이 있다고 한다.

스마트 울타리 사업

서울 동대문구는 치매 환자 실종에 대응하기 위해 관내 택시 회사와 경찰서가 함께 협력해 '스마트 울타리 사업'을 실시하고 있다. 관내 전 택시 기사(6개사)가 치매 파트너가 되어, 실종환자가 발생하면 실시간 카카오톡 채널을 통해 알림톡이 발송되고 인근에서 활동하는 택시 기사가 배회하는 어르신을 찾을 수 있게 한다.

다시, 청춘 GO

전남 목포시는 치매 어르신 인지향상 프로그램 '다시, 청춘 GO'를 운영한다. 입학식부터 졸업식까지 '학교생활'을 재연하여 치매환자의 교류를 지원하고 인지기능, 신체기능, 사회성 강화교육 프로그램을 진행한다.

치매안심마을

이상은 보건복지부가 선정한 대표적인 치매안심마을 우수 사례다.

인천시에서는 2018년에 치매복합문화공간인 '봄날' 카페의 문을 열고 치매환자와 그 가족이 편안하게 방문해 휴식을 취하고, 더불어 원하는 주민은 누구든지 방문하여 무료로 차를 마실 수 있는 공간으로 활용하기 시작했다. 카페 위층에는 주간보호센터가 있으며, 간혹 센터에 다니시는 치매노인분들이 만든 작품을 카페에 전시하기도 한다.

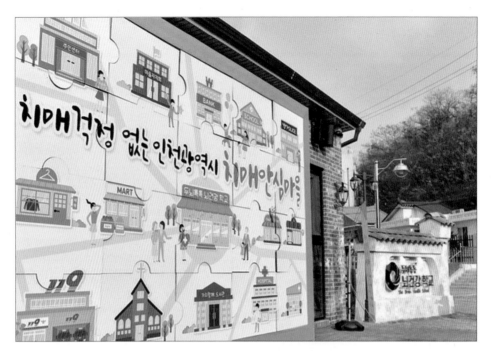

그림3-8. 인천시의 한 치매안심마을의 모습.

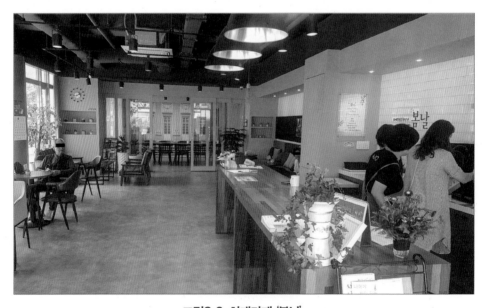

그림3-9. 치매카페 '봄날'

치매돌봄이 즐거워지는 6개의 아이콘

회상의 복도

대만 타이베이 국립양밍대학교의 고령의학과 입원실에는 '회상의 복도'라는 공간이 있다. 그 곳에 가면 우선 걷는 환자용과 휠체어 환자용으로 높이를 구분한 안전바가 눈에 띄는데, 그 안전바를 잡고 이동하며 바라보는 복도의 벽에는 노인들의 과거를 회상하게 하는 다양한 그림과 물건들이 붙어있다. 내로라하는 대형 병원이라면 유명한 화가의 고상한 그림이나 예술적인 작품을 기대할 만한데, 이 공간만큼은 오로지 치매환자의 인지 수준에 맞춘 환경을 만듦으로써 그저 그곳을 지나는 것만으로도 내 마음까지 향수에 젖게 되었다.

전세계가 고령화되면서 치매환자가 늘고 있으므로, 아마도 내가 치매가 올 때쯤엔 나는 특별한 사람이 아니게 될 것이다. 그러면, 지금 소개한 것과 같은 시설들이 곳곳에 있게 되겠지 하는 이기적인 기대를 하고 있다.

"나에게 치매가 찾아오든 그렇지 않든 그저
나를 있는 그대로 인정해준다면,
내 마음은 언제나 봄날처럼 따스하게 뛰겠지?"

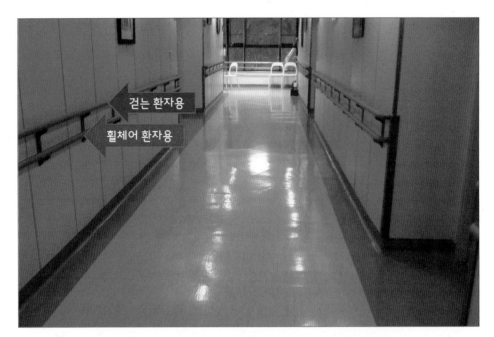

(a) 환자의 보행 방법에 따라 높이를 달리하여 안전바를 설치했다.

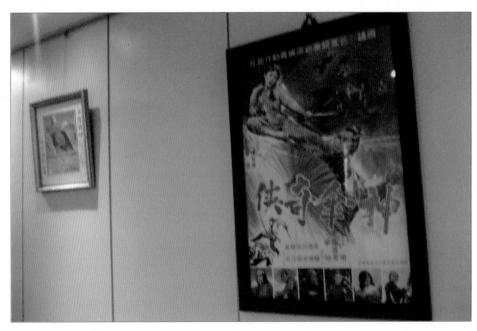

(b) 치매노인들이 젊은 시절에 유행했던 영화 포스터.

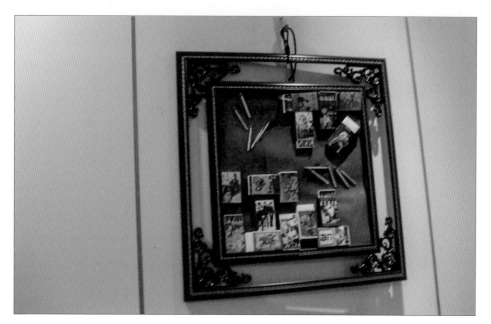

(c) 치매노인들의 향수를 불러일으키는 과거 성냥갑 및 성냥개비를 복도에 걸어두어 안정감을 준다.

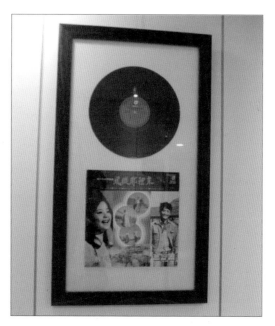

(d) 대만의 과거 국민가수였던 등려군의 과거 레코드판.

그림3-10. 회상의 복도와 벽에 걸린 액자들.

참고문헌

1 오이 겐. 치매 노인은 무엇을 보고 있는가: 말기 환자를 돌보는 의사의 임상보고와 그 너머의 이야기. 윤출판; 2013.

2 Lee YT, Tsai YC, Chen LK. Progressive changes in artistic performance of a Chinese master with Alzheimer's disease. Cortex. 2015;69:282-3.

3 한국최고기록공무원. 지식인의 서재(문학평론가 이어령 박사). Available from: https://blog.naver.com/e9973015/221399962992. 2018.

4 아시아경제. [로고의 비밀]에버노트 로고는 왜 '코끼리'일까. Available from: https://www.asiae.co.kr/article/2019062811175367935. 2019.

5 BBC NEWS 코리아. 모든 주민이 '치매 환자'인 마을. Available from: https://www.bbc.com/korean/articles/c6p1x6jpd44o. 2023.

6 백세시대. 치매인 지역거주 돕는 '치매안심마을' 확산. Available from: http://www.100ssd.co.kr. 2022.

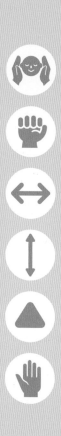

제4장

치매의 어떤 증상이
치매돌봄을
힘들게 하는가?

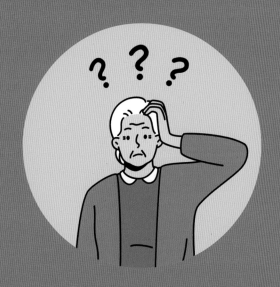

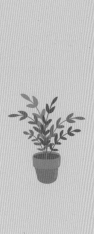

우리나라는 전국민 건강보험제도와 노인장기요양보험제도 덕분에 많은 치매환자가 요양병원이나 요양원에서 돌봄을 제공받고 있으나 치매노인의 완강한 거부, 시설에 보내지 못할 형편, 가족이 돌봐야 한다는 신념 등에 의해 가족 간병을 택하기도 한다. 그러나 간병이 장기화되면서 육체적·정신적으로 지쳐간다. 더는 간병할 수 없을 만큼 소진되고 극심한 경제난을 겪으면서, 혹은 심한 절망감에 간병살인을 저지르고 자신도 자살하는 극단적 선택을 한다.

"어, 어머니가 돌아가셨어요. 아버지가 그런 것 같아요…."
2016년 9월, 경기도의 한 경찰서에 중년 남성이 흐느끼는 목소리로 신고했다. 출동한 형사들은 안방 침대에 반듯하게 누워 있는 이○○(86세) 씨를 발견했다. 이미 숨을 거둔 이씨 목에는 삭흔(索痕; 목 졸린 흔적)이 선명하게 남아 있었다. 이씨의 남편 정○○(89세) 씨는 다른 방에 우두커니 앉아 있었다. 곁에는 텅 빈 수면제 통이 나뒹굴었다.
"평소처럼 아침에 인사를 드리러 부모님 방에 갔더니 어머니가 눈을 뜨지 않는 거예요. 급히 아버지한테 말했더니 '내가 그랬다'고 하셨어요."
정씨와 함께 사는 아들 정○○(54세) 씨가 울먹이며 상황을 설명했다. 형사들이 정씨에게 이것저것 물었지만, 대화가 통하지 않았다. 수면제 30알을 한꺼번에 삼켜 온전한 정신이 아닌 탓이다. 수갑을 채우는 것조차 무의미했다. 형사들이 양쪽에서 부축해 경찰서로 데려가는 동안 노인은 다짐하듯 나지막이 읊조렸다.
"임자, 잘됐어…. 이제 나도 죽어야겠어."

출처: [간병살인, 154인의 고백] 제1장 중, "나와 54년 함께한 임자, 미안해…"

한 연구에 따르면 치매 환자의 증상이 심해질수록 가족 관계가 악화될 뿐만 아니라 돌봄 제공자의 자살 생각도 깊어진다고 한다. 또한 간병살인 사건을 분석한 결과 범죄의 절반 이상이 치매 환자 가정에서 일어났다.

앞서, 90세 이상에서는 약 절반 정도가 치매를 앓는다고 했다. 내 아내와 나는 동갑이므로, 우리 둘이 90세 너머까지 산다면 나와 아내 둘 중 하나는 치매가 되는 셈이다. 운이 좋게(혹은 안 좋게) 내가 치매가 되지 않는다면 나는 치매 환자의 가족이 된다는 의미이다. 내가 90세가 되는 2060년경이면 우리나라가 세계 최고령국가가 된다고 하니, 나는 치매나 치매 환자 가족 둘 중 하나가 되는 것이다.

앞에서 인지기능의 저하와 그로 인한 일상생활동작의 장애가 왔을 때를 치매의 핵심증상이라고 했다. 이러한 핵심증상과 더불어 남을 의심하거나 배회하거나 수면장애가 올 때, 이 증상을 주변증상이라고 했는데, 다른 말로는 치매의 행동심리증상이라고 한다. 이는 영어용어인 BPSD(behavioral & psychological symptoms of dementia)를 그대로 직역한 것이다. 그래서 치매환자를 주로 돌보는 요양병원이나 요양시설에서는 이러한 치매의 주변증상을 간단히 BPSD라고 부르기도 한다.

치매의 주변증상 = 치매의 행동심리증상 = 치매의 정신행동증상 = BPSD

치매의 행동심리증상을 심리증상과 행동증상으로 나누면 다음과 같다.

심리증상	행동증상
망상, 환각, 편집증, 우울증, 무감동, 불안, 반복, 착오(오인)	공격성, 배회, 수면장애, 부적절한 식사행동, 부적절한 성적 행동, 분노

표4-1. 치매의 행동심리증상의 구분

그렇다면 치매환자의 어떤 증상이 치매 가족을 힘들게 하는가? 다음은 치매환자의 어떤 증상이 남을 가장 고통스럽게 만드는지 순서대로 구분한 표이다.

정도	가장 힘든 증상	중간정도 힘든 증상	덜 힘든 증상
심리증상	망상, 환각, 우울감, 불면증, 불안	착오(오인)	
행동증상	공격성, 배회, 안절부절	초조, 탈억제, 부적절 행동, 고함, 서성거림	울음, 욕설 퍼붓기, 의욕상실, 반복질문, 그림자처럼 따라다님

표4-2. 남을 고통스럽게 만드는 치매 증상의 구분

치매환자의 가족들은 무엇이 힘들다고 느낄까?

치매환자의 가족을 대상으로 치매환자의 어떤 증상이 본인을 고통스럽게 하는지 물어본 설문조사 결과는 다음과 같다. 가장 많이 대답한 증상은 '우울'이었고, '지나친 화', '불안', '공격성', '수면 장애', '망상'의 순이었다. 이러한 증상 모두가 치매환자 혼자만의 증상이 아니라, 타인에게 영향을 크게 주기 때문이리라.

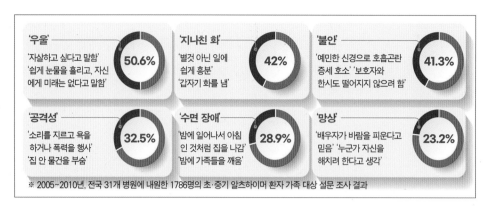

'우울'
'자살하고 싶다고 말함'
'쉽게 눈물을 흘리고, 자신에게는 미래는 없다고 말함'
50.6%

'지나친 화'
'별것 아닌 일에 쉽게 흥분'
'갑자기 화를 냄'
42%

'불안'
'예민한 신경으로 호흡곤란 증세 호소' '보호자와 한시도 떨어지지 않으려 함'
41.3%

'공격성'
'소리를 지르고 욕을 하거나 폭력을 행사' '집 안 물건을 부숨'
32.5%

'수면 장애'
'밤에 일어나서 아침인 것처럼 집을 나감' '밤에 가족들을 깨움'
28.9%

'망상'
'배우자가 바람을 피운다고 믿음' '누군가 자신을 해치려 한다고 생각'
23.2%

※ 2005~2010년, 전국 31개 병원에 내원한 1786명의 초·중기 알츠하이머 환자 가족 대상 설문 조사 결과

그림4-1. 치매환자 가족을 고통스럽게 하는 대표적인 치매행동심리증상.
(출처:조선일보 2013-12-23)

표4-3은 치매행동심리 증상의 종류별 발생빈도와 특징이다.

증상들 하나하나가 언뜻 이해하기 힘들 수 있으나, 치매의 정체는 뇌의 기능에 문제가 생기면서 기억력 등의 인지기능이 떨어진 상태임을 감안하면 이해가 되기도 한다. 내 지갑이 어디 갔는지 모르고, 내 옆의 이 사람이 누구인지 모르니 그 사람을 의심하면서 도둑 망상이 나타난다. 뇌의 특정 부위 손상으로 특정 신경전달물질 분비의 이상이 발생하면 환각이 느껴지기도 하며, 사람의 의욕을 불러일으키고 사람이 다른 사람을 의식하며 자제하도록 하는 뇌 앞쪽의 전두엽에 손상이 오면 의욕과 생기가 없어지는 무감동이 오거나 주변상황에 대한 이해 부족과 자제력 감소로 인해 부적절한 식사행동, 혹은 부적절한 성행동이 나타난다. 내 생각대로 일이 잘 안되고 다른 사람이 나를 무시한다고 느껴지면 화가 나고 불안, 우울해지는 것은 너무도 당연하다. 이러한 행동심리증상의 이해가 치매환자에 대한 이해의 첫걸음이 된다.

망상	• 알츠하이머병의 50% 정도에서 발생 • 현실과는 동떨어진 생각 • 치매의 망상은 정교하지 않고 구체적이지 못하며 내용이 자주 바뀐다. • 도둑 망상(가장 흔함), 유기(버려짐) 망상, 부정(간통) 망상
환각	• 12-49%에서 발생 • 안과 검사도 받아봐야 한다
우울증	• 약 30%에서 발생
무감동	• 매우 흔함. 알츠하이머치매의 72%라는 보고도 있음 • 동기 상실과 목표지향적 행동의 감소
불안	• '서성거리기', '노래 부르기', '반복적으로 치는 행동' 등은 내면에 깔린 불안으로 인해 발생할 수 있다.
공격성	• 30-50%에서 발생 • 공격성은 '불안'한 심리의 표출이다.
배회	• 53% 정도에서 발생 • 환자에게 위험을 초래할 수 있는 증상
반복행동	• 걷기, 박수 치기, 세탁물을 접었다 폈다 하는 행동 • 마치 목적을 가지고 있는 듯하나, 환자에게 물어보면 대답을 못 함.
부적절한 식사행동	• 10%에서 폭식, 6%에서 과구강증(먹을 수 없는 물건을 입에 집어넣는 행위)
부적절한 성행동	• 7%에서 발생 • 시설에 수용된 알츠하이머병 남자 환자의 20-30%에서 여성 간병인을 당혹하게 하는 성적 행동을 보였다는 보고가 있음.
분노반응	• 자신이 추진하던 일이 실패하거나 기대에 미치지 못할 경우 갑작스러운 심한 감정 반응을 보이거나 신체적 혹은 언어적 공격 행동을 보임.

표4-3. 치매의 행동심리증상 각각의 특징

다음은 우리가 비행기를 탔을 때 승무원에게 듣는 안내의 일부이다.

"비상 상황이 발생하여 산소 마스크가 필요한 경우를 대비하여 안내 드리겠습니다.

먼저, 자신의 마스크를 챙기시기 바랍니다. 마스크가 내려오면, 마스크에 있는 고정된 끈을 당겨 머리에 고정시킵니다. 마스크를 얼굴에 덮고, 코와 입을 완전히 가리도록 조절하세요. 이후, 자신의 마스크를 착용하신 후에는, 다른 사람들을 도와주십시오.

또한, 언제나 자신의 마스크를 먼저 착용하시고, 이후에 어린이나 동반자를 도와주세요. 감사합니다."

산소마스크 쓰는 법

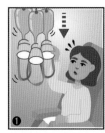 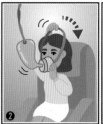 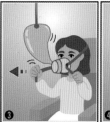

❶ 산소마스크는 좌석 위쪽 선반 속에 있어요. 산소 공급이 필요한 비상 상황이 되면 저절로 내려와요.

❷❸ 산소마스크를 앞으로 잡아당겨 코와 입에 대고 끈을 당겨 머리에 맞게 고정해요.

❹ 도움이 필요한 아이나 노인이 옆에 있으면 산소마스크를 쓰도록 도와줘요.

그림출처: https://kid.chosun.com/
site/data/html_dir/2019/11/12/2019111202030.html

항공기 승무원의 가장 큰 임무는 승객의 안전과 쾌적함이다. 위에서 승무원은 "자신의 산소마스크를 먼저 착용하십시오."라는 멘트를 세 번이나 반복하고 있다. 자신이 먼저 살아야 이후에 취약자인 어린이나 노인을 구해줄 수 있다는 의미이다. 만일 눈앞의 아이나 노인을 먼저 구하려고 하면 둘 다 죽는다. 즉, 나를 먼저 살려야 남을 살릴 수 있다.

치매돌봄도 마찬가지다. 내가 살아야 치매환자도 산다.

치매환자의 여러 가지 난감한 행동심리증상을 돌봄자가 온 몸으로 맞아가며 "원래, 치매돌봄은 힘든 거야!"라는 희생정신으로 뭉친 혼신의 힘으로 돌보게 되면 이내 신체적으로나 정신적으로 지쳐버리고 결국에는 그로 인한 스트레스를 그대로 치매환자에게 풀거나 스스로 자책감에 빠지고 무기력하게 된다. 나는 20년간 이러한 가족을 수도 없이 봐왔고, 이는 경험 많은 전문 돌봄자도 비슷하다. 치매노인에게 잘 해드려야 한다는 막연한 마음은 있지만, 막상 현실에서 자신에게 달려들고 욕설을 하고 폭력을 휘두르는 상황을 맞게 되면 하염없이 무너진다. 무한 반복이다.

그럼 어떻게 해야 이 악순환의 고리를 끊을 수 있을까?

최근에 어떤 의료인이 운영하는 유튜브 채널에 '난폭한 치매환자 돌보는 법'을 주제로 올라온 영상을 보았다. 그 영상에서는 난폭한 치매환자에게는 눈을 마주보고 다정히 접근하라고 안내하고 있었다. 그런데, 가장 많은 추천을 받은 댓글은 다음과 같았다.

추천이 가장 많았던 댓글:

 현실은 그게 안돼요. 두 분 다 직접 가족 케어 안 해 본 티가 나네요.
풉. 아름다운 소리들 하고 있네. 눈을 맞추면 죽이겠다고 달려드는데 그게 됨?

여러분은 이 댓글을 보고 어떤 생각이 드는가? 댓글에 많은 추천 수가 있는 것으로 봐서는 실제 치매환자의 가족에게 큰 공감을 얻고 있는 것 같고, 어떤 사람은 "아무리 자신의 생각과 다르다 하더라도 저렇게 반말 투로 댓글을 다는 것은 예의 없다"고 느낄 것이다.

나는 이 글을 읽고 안타까움이 들어 다음과 같이 내 의견을 달았다.

내가 쓴 답글:

 글쓰신 분의 답답함, 짜증남이 느껴집니다. 가족 케어 하시면서 힘든 내 마음을 남들은 이해하지 못하고 있다는 생각에 화도 나시는 것 같습니다. 그런데, 쓰신 글 중에 '눈을 맞추면 죽이겠다고 달려든다'라고 하신 말씀을 보고는 치매 어르신이 무섭다고 느끼시는 것 같습니다.

저는 약 20년째 치매 어르신을 돌보는 일을 하고 있는데, 공격성을 가진 분들의 심리는 '불안'입니다. 치매환자 입장에서는 기억력도 떨어지고, 주변 상황도 이해가 되지 않고, 그러다 보니 의심이 많아지고, 다음에 무슨 일이 생길지 모르니 당연히 가장 많이 드는 느낌은 '불안'이지요.

제가 볼 때엔 글 쓰신 분이 느끼셨던 답답함, 짜증을 치매 어르신도 똑같이 느끼신다고 생각해요. 치매 어르신들도 남에게 이해 받고 싶은데 그게 잘 안될 때 불안한 마음에 화를 내는 것이지요. 마치, 지금 글 쓰신 분이 답답함 때문에 화가 나신 것처럼 말이죠.

제 경험에 의하면 아무리 무서운 치매 노인도 웃는 표정으로 다가서서 따뜻한 말을 건네며 눈을 똑바로 쳐다보기 시작하면, 의외로 빠른 시일 내에 공격성이 누그러듭니다.

그러기 위해서는 나부터 치매 어르신을 '무서운 사람'으로 보지 마시고 연민의 마음으로 보시면 좋습니다.

나는 이 치매가족이 치매환자의 행동에 불안감을 느끼고 있으며, 그와 동시에 이러한 치매가족의 상황을 유튜버가 몰라주는 것에 실망감과 답답함, 분노를 느낌을 알 수 있었는데, 매우 흥미롭게도 이러한 나의 느낌은 내가 매일 보고 있는 치매환자의 심리와 매우 흡사함을 느꼈다. 특히 이 치매가족의 반말이 섞인 문체는 해당 유튜버가 느끼기에는 언어 폭력으로 느낄 수도 었기 때문이다.

생각해보라. 치매환자도 이 글을 쓴 치매가족의 마음처럼 불안감을 느끼며 딴 세상에 살고 있는 자신의 마음을 몰라주니 실망감과 답답함, 그로 인한 분노를 느낄 수 있다. 그로 인한 난폭한 행동은 실제로는 그러한 불안감의 표현일 수 있다. 오이 겐 교수는 불안감을 없애기 위한 이러한 난폭한 행동을 이동성(移動性)이라고 설명했다. 불안한 마음을 다른 감정으로 이동시킴으로써 불안한 마음을 감추려는 자기방어기제이다.

이렇듯 치매환자의 입장에서 보면 겉으로는 난폭한 행동이 실은 내면의 연약한 불안감에서 나오는 것이고, 이 상황을 이해하는 순간 무서웠던 치매환자에게 연민을 느끼게 된다. 나는 이 순간이 악순환을 끊는 첫 번째 단계라고 생각한다.

참고문헌

1 유영규, 임주형, 이성원, 신융아, 이혜리. 간병살인, 154인의 고백. 루아크; 2019.

2 김재엽, 김준범, 장대연, 송인한. 치매노인의 증상정도가 부양자의 자살생각에 미치는 영향에 대한 연구: 부양부담의 매개효과를 중심으로. 한국노년학. 2016;36:3;883-903.

3 Luxenberg JS. Clinical issues in the behavioral and psychological symptoms of dementia. Int J Geriatr Psychiatry. 2000;15:S5-S8.

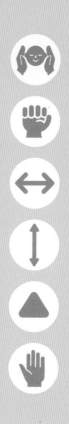

제5장

어려운 치매증상
대처하기

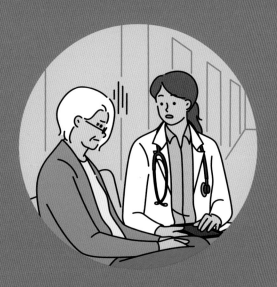

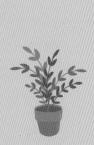

치매의 행동심리증상은 어떻게 대처해야 할까?

치료는 약물치료와 비약물적 치료로 구분한다. 행동심리증상의 종류에 따라 약물치료에 비교적 잘 듣는 증상이 있고, 잘 듣지 않는 증상이 있으니 다음의 표를 참고하기 바란다.

약물치료에 잘 듣는 증상	약물치료에 잘 듣지 않는 증상
불안, 초조증, 우울증, 무감동, 거부증, 퇴행적 행동, 불면, 과다행동, 욕설, 망상, 피해사고, 환각	배회, 반복적 질문, 습관적 행동, 방해행위, 이상한 옷을 거치거나 옷을 벗음, 다식증, 자해

표5-1. 행동심리증상에 대한 약물치료 효과

치매돌봄을 어렵게 만드는 이유는 치매환자의 다양한 증상 때문이다. 이 장에서는 치매환자가 주변 사람을 힘들게 만드는 다양한 사례를 소개하고, 어떻게 대응해야 할지 생각해보기로 한다.

"이 도둑년아!"

일주일 전 요양원에 입소한 83세 여성. 15년 전 남편과 사별 후 혼자 사셨으나 최근에는 배회가 늘어나고 다른 집에 들어가 소란을 피우는 등의 문제 발생으로 자녀들에 의해 요양원에 입소했다.

입소 후에는 조용히 잘 지내시다가, 하루 전부터 요양보호사에게 큰 소리를 지르고, 오늘은 따라다니며 욕설과 함께 주먹질을 하고 있다.

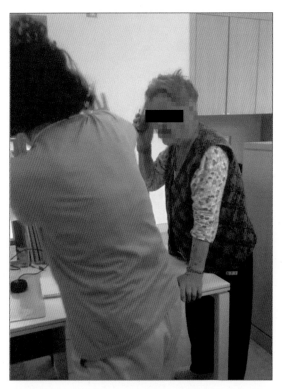

그림5-1. 요양원에서 요양보호사에게 신체적 폭력을 가하고 있는 치매노인.

[해결 방안] **도둑망상: 공감만을 해준다**

치매로 인한 행동심리증상 중 망상은 흔히 나타난다. 특히 남이 내 물건을 훔쳐갔다는 '도둑망상'은 자신과 가장 가까이에 있는 사람을 의심하게 된다. 누구나 도둑으로 몰리면 기분이 상하기 때문에, 이런 일로 인해 치매환자와 돌봄자는 서로 미워하게 된다.

치매환자는 기억력이 손상되었기 때문에 자신의 물건이 도둑맞은 것으로 믿기 쉽다. 그렇기 때문에 이에 대해 반론("제가 안 가져갔어요")을 제기하거나 비난을 하면 사이만 나빠질 뿐이다. 긍정도 부정도 하지 말자.

물건이 없어져서 당황하고 불안해하는 치매환자의 마음을 이해하고 "이런, 큰일이네요. 같이 찾아보죠"와 같이 공감의 말을 건네는 것이 치매노인을 편안하게 만든다. 또한, 시간이 지나면 '나를 의심했다는 사실' 자체를 잊을 가능성이 크다.

평소에 환자가 아끼는 물건을 따로 보관하는 상자를 마련해주면 도움이 된다.

"내가 도둑으로 몰렸을 때,
내 입장에서 설명하는 것 보다는
치매환자 입장을 그저 듣고
공감해주면 된다"

사례 2 "남편이 젊은 여자를 만나"

남편과 단 둘이 살고 있는 75세 여성. 3년 전 치매 진단을 받고, 현재는 노인 장기요양등급 5등급으로 가정을 방문하는 요양보호사로부터 돌봄을 받고 있다. 그런데 몇 개월 전부터 남편이 젊은 여자를 만나고 있다며 수시로 남편에게 욕설을 하고 구타도 일삼는다. 남편이 만나고 있다는 여성은 본인을 돌보는 요양보호사이다. 실제로는 보호자인 남편과 요양보호사 사이의 대화는 사적인 대화가 아니라 본인의 돌봄에 대한 이야기이다. 오해를 받은 남편은 부인의 이야기를 듣고 큰 목소리로 화를 낸다. 자식들도 어머니에게 사실을 이야기하나 어머니는 '남편과 자식들이 서로 짜고 나를 속인다'고 한다.

이러한 이유로 인해 요양병원에 입원하였다.

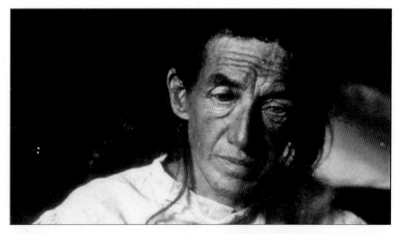

그림5-2. 첫 번째 알츠하이머치매 환자. 1901년에 알츠하이머는 1901년 프랑크푸르트의 한 정신병자 요양원에서 치매에 걸린 51세의 아우구스테 데테르 (Auguste Deter)라는 여성을 돌보면서 알츠하이머병의 이론을 세웠다. 이 여성의 초기 증상은 남편의 외도를 의심하는 '부정망상'이었다.

해결 방안 **의부증: 불안감을 이해해준다**

알츠하이머 박사(1864-1917)가 역사상 첫 번째 치매 환자로 학계에 보고했던 여성 '아우쿠스트 데터(Auguste Deter, D 부인)' 부인의 초기 증상이 바로 '부정 망상'이었다. 철도 직원이었던 남편과 딸을 낳고 평범한 결혼생활을 해오던 데터 부인은 남편을 간통죄로 고소하는 망상 증상을 시작으로 치매 증상이 나타났다고 한다. 치매의 부정 망상은 일반적인 의처증, 의부증과는 다른데, 일정 수준 이상 넘어가면 일반 의처증, 의부증처럼 끝없이 집요해지지 않는다고 한다. 그 이유는 홀로 남는 것에 대한 불안 때문이라고 한다.

따라서 다른 망상과 마찬가지로 치매의 의처증, 의부증에 대해서는 치매노인의 불안감을 이해해주는 것이 우선이다.

"배우자를 의심하는 치매환자의
근본적 심리는 '불안감'이다.
홀로 남는 것에 대한 불안감이다."

사례 3 **"애들이 나를 버렸어"**

2주 전 요양원에 입소한 82세 남성. 수시로 눈물을 보이고 얼굴을 찡그리고 있다. 부인과 함께 집에서 거주 중이던 분이었으나 부부가 모두 치매가 되면서 독립적인 생활이 불가능해졌다. 부인은 어느 정도 생활이 가능하여 자식이 모시려 했으나, 남편은 혼자 입소하는 것에 공포와 불안감을 호소해서 부인이 함께 같은 요양원에 입소했다고 한다.

요양원 방문 시에 눈물을 흘리는 이유를 질문하니 "자식들이 나를 여기에 버렸다. 병원을 가고 싶다."고 대답하였다.

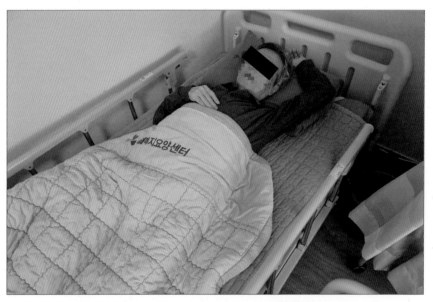

그림5-3. 자식들이 자신을 요양원에 버렸다며 수시로 눈물을 비치는 82세 남성

해결 방안 우울감: 호기심을 갖고 질문하라

아무리 인지기능이 떨어졌더라도 감정은 좀처럼 손상되지 않는다. 많은 치매 환자가 우울증을 겪지만, 의사소통이 어려워 가족들이 모르고 지나치는 경우가 많다.

사람은 나이가 들어도 내 마음에 관심을 가져주는 사람을 좋아한다. 아마도 나이가 들수록 더욱 더 관심을 바라는 것 같다.

식욕이 떨어지거나 무기력한 증상을 보이면 일단 그 이유를 물어본다. 돌려서 묻지 말고 단도진입적으로 묻는 게 좋다. 눈물을 보이면 왜 우느냐고 묻는다. 답을 꺼리면 슬프시냐고 묻는다. 계속 질문하는 게 추궁한다고 생각할 수도 있지만 대부분의 사람은 자신에게 관심을 주면 줄수록 좋아한다. 그리고 자기 이야기를 하게 되면 마음 속에 쌓였던 슬픔을 몸 밖으로 던져버릴 수 있다.

그러니 언제나 호기심을 갖고 질문하라.

"우울한 노인에게는
관심과 질문이
최고의 치료제다"

"이젠 아무것도 하기 싫어"

78세 여성. 남편과는 20년 전 사별하고 혼자 미화원 일을 하며 독립적으로 살던 분이었는데, 최근 치매가 오면서 다니던 직장에서 사직을 하게 되었다. 1남 1녀가 있으나 자식에게 신세지고 싶지 않다는 생각을 가지고 있다.

직장을 그만 둔 이후에 식사량도 줄고 근력도 떨어지면서 집에 누워있기만 한다.

해결 방안 **무력감: 노인이 소중함을 일깨운다**

'플랜 75'는 2022년 제75회 칸 영화제에 출품된 일본영화다. 이 가상의 영화에서 세계 최고령국가인 일본 정부는 75세 이상인 국민에게 스스로 죽음을 선택하는 제도를 만든다. 영화 속 주인공인 78세 독거 여성 '미치'는 미화원으로 일하던 호텔에서 사직을 당하고 재개발 예정인 집에는 퇴거명령서가 날아든다. 이후 삶에 대한 회의와 무력감을 느끼던 주인공은 정부의 '플랜 75' 제도에 관심을 갖게 된다.

이 영화를 보고 나서 가장 인상에 남는 장면은 어스름한 새벽녘에 홀로 눈을 떴으나 방에는 주인공 외에 아무도 없고, 주인공이 한 손을 천장으로 의미 없이 뻗는 장면이다. 노인의 외로움과 무력감에 자연스레 공감이 되는 순간이었다.

원하는 것이 없는 사람은 무력해진다. 노인이 바라는 것을 함께 찾아봐야 한다. 혹시 잊고 있었던 관심사가 없는지 친구나 가족을 통해 알아봐도 좋다.

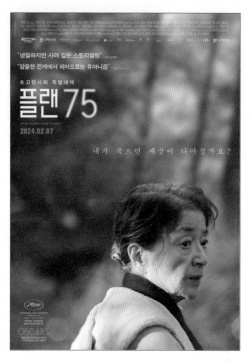

**그림5-4. 소외된 노인의 심리를 잘 묘사한 영화 '플랜75'
(배급사 '찬란'의 허가를 얻어 이미지를 사용함).**

'죽고 싶다'고 할 때에는 그 말에 반대하면 안 된다. 그 마음을 공감해줘야 한다.

"○○님이 돌아가신다면 전 정말 슬플 거예요"라고 하면 좋다. 누군가 내가 죽으면 슬퍼할 사람이 있다는 생각만으로 삶의 의욕이 생길 수 있다.

환자를 지지하는 대화법으로 'BATHE 기법'이 있다. 이는 환자가 가진 문제의 정신적인 면을 밝혀 더 복잡한 수준의 치료를 제공하고 환자의 만족도도 높여준다고 한다. 나는 우울하거나 무력한 사람에게 이 기법을 사용하며 큰 효과를 보고 있다. BATHE 기법의 B.A.T.H.E는 각각 배경(Background), 감정(Affect), 문제(Trouble), 대처(Handling), 공감(Empathy)에 해당하는 영어 단어의 앞자를 딴 것이다. 'Bathe'라는 영단어는 '목욕하다'는 뜻이므로, 이 BATHE 기법을 통해 "환자의 마음을 따뜻하게 목욕시킨다"라고 해석해도 좋다.

배경(Background)	무슨 일이 있습니까?
감정(Affect)	그것에 대해 어떻게 느끼십니까?
문제(Trouble)	무엇이 당신을 가장 힘들게 합니까?
대처(Handling)	그 상황을 어떻게 처리하고 계십니까?
공감(Empathy)	아주 힘들었겠군요.

표5-2. BATHE 기법

BATHE 기법을 다음과 같이 무기력한 환자에게 실제 적용해볼 수 있다.

(무기력한 노인을 보고)

나 (배경) 요즘 어떻게 지내고 계세요? 별 일은 없으신 거예요?

노인 응. 뭐, 하는 일 없이 있지 뭐.

나 (감정) 아 네. 그래서 마음은 좀 어떠세요?

노인　이젠 살아서 뭐해. 언제 죽나만 기다리고 있어.

나　　(문제) 이런! 뭐가 가장 힘드신 거예요?

노인　아이들한테 손 벌리고 무시당하니 힘들어.

나　　(대처) 그런 생각 들면 어떻게 하세요?

노인　어쩌긴. 죽지 못해 사는 거지. 못 마시는 술이라도 마시면 좀 나아.

나　　(공감) 아이구. 정말 힘드시겠어요.

어떤가. 단순히 BATHE 기법에 따라 1분 이내로 질문과 반응을 보였을 뿐인데도 이런 방식의 대화는 상대방의 마음을 위로한다. 특히 가장 마지막의 공감이 중요하다. 시간이 없다면 이 공감만 해도 족하다. 공감에는 두 가지 종류가 있다. 상대방과 같은 마음은 아니지만 상대방의 마음을 단순히 이해하는 공감(Sympathy)과 상대방의 마음에 내 마음을 이입시켜 내 마음이 상대방의 마음에 가까워지는 공감(Empathy)이 있다. BATHE 기법에서의 공감은 후자이다. 즉, 상대방의 마음과 진심으로 통해야 한다.

"무기력한 사람은
BATHE 대화법으로
목욕시킨다"

사례 5 **"집에 가야 해"**

하루종일 집 밖을 나서서 배회하다가 길을 잃고 경찰을 통해 가족에게 돌아오는 일이 반복되는 68세 여성. 아들에 의해 요양병원에 입원하고 있으며, 병원에 입원해서도 잠시 식사하는 시간만 제외하고는 하루의 대부분은 복도의 끝에서 끝까지 왔다갔다 하는 모습이다. 자동개폐장치로 잠긴 문의 문고리를 반복해서 잡아당기는 모습이 자주 관찰되었다. 어디를 가시는 거냐고 물으니 "빨리 집에 가야 해요"라고 하신다.

입원 1개월만에 체중이 5 kg 이상 빠졌다.

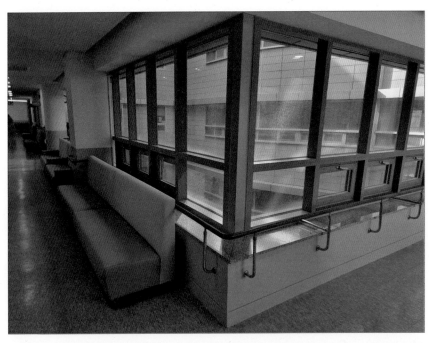

그림5-5. 안전한 배회를 위하여 전체 복도가 연결되게 설계한 요양원 복도. 멀리서도 감시가 가능하며 출입구가 보이지 않기 때문에 어느 정도 걸으시다가 소파에 앉도록 해놓았다.

해결 방안 **배회: 같이 걷고, 관심사를 돌린다.**

배회는 치매 환자가 자주 보이는 행동인데, 반드시 어떤 목적이 있어서 돌아다닌다. 시설입소자의 경우는 대부분 집을 찾아가기 위해서 돌아다니지만, 다른 목적이 있을 수도 있으므로 우선 물어보는 게 좋다. 만일 젊은 시절 경찰인 분이라면 순찰을 하러 다니는 것일 수도 있고, 교장선생님이었다면 학교에 가시는 길일 수도 있다.

이러한 배회 현상을 방치하면 안전사고나 체력 소진의 우려가 있고, 제지하면 관계가 틀어지기 쉽다.

가장 좋은 방법은 노인이 지칠 때까지 함께 걷다가 자연스럽게 방으로 가시도록 유도하는 것이다. 치매노인 대부분은 신체적 노쇠로 인해 어차피 오래 걷지 못하기 때문이다. 혹은 그 노인이 푹 빠질 수 있는 취미활동을 알아내어 필요시에 그 활동을 하시도록 유도한다.

"목 마르시죠. 집으로 가셔서 차라도 한잔 마실까요?"라고 해도 좋다.

여성의 경우는 뜨개질과 같은 생산적인 활동이 좋다. 배회를 해결할 뿐 아니라 생산품을 만들게 되면 자존감도 높아지고 다른 사람들과의 관계에도 도움이 되기 때문이다.

> "배회에는 분명한 목적이 있으므로,
> 무조건 못 걷게 하면 부작용이 생긴다.
> 같이 걷거나 다른 관심사를 찾아준다"

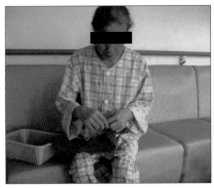
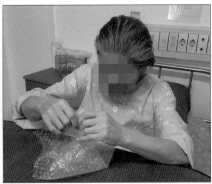

(a) 뜨개질하기: 종일 복도에서 배회하던
치매여성에게 뜨개질 거리를 건네자 배회를
멈추고 소파에 앉아 뜨개질을 시작하심.

(b) 뽁뽁이(에어캡) 터트리기 활동:
청각, 촉각, 시각을 동시에 자극하므로
치매노인이 몰입하기 좋은 활동이다.

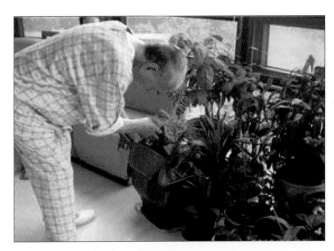

(c) 휴게실 화초에 물을 주고 있는 치매노인.
개인의 관심사를 찾아 취미생활을 하도록 유도하면 좋다.

그림5-6. 배회환자의 관심을 돌리게 만드는 다양한 활동.

"안 먹어"

최근에 식사시간이 되어도 입을 벌리지 않는 92세 여성.

윗 이빨이 없어 위쪽에 틀니를 끼고 있다. 죽식으로 바꾸어 드렸지만 그마저

도 약 30% 정도만 드셨다.

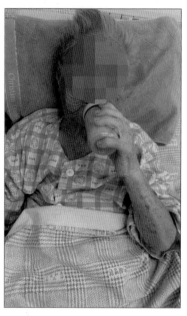

그림5-7. 93세 치매여성. 식사를 완강히 거부하였으나, 젖병에 영양식을 넣어 드렸더니 잘 드심.

해결 방안 **식사거부: 우선 원인을 파악한다**

음식을 먹지 않는 이유는 매우 다양하다. 씹는 것이 불편하거나 입 안이 헐

었거나 소화가 안 되기 때문일 수 있고 운동 부족으로 장마비나 변비가 생겨

서일 수도 있다. 우선 치매노인의 신체적 건강상태를 따져서 원인을 추정해

봐야 한다.

치매가 심해지면 인지기능 저하로 인해 무엇을 먹어야 할지 몰라 혼란스러워질 수 있으므로, 그럴 때에는 눈앞에 접시 하나씩 내밀어서 선택하지 않아도 되는 상황을 만들어본다. 그리고 치매환자의 수저질을 대신해주고 있다면 어떤 음식을 본인이 먹는지 눈 가까이 가져가 보여준 후 음식을 입가로 가져가는 게 치매환자의 불안감을 없애준다.

삼킴장애가 생기고 가래가 끓는다면 혹시 현재 항정신병약과 같은 정신과 약물을 복용하고 있지 않은지 확인하고, 담당 의사에게 약물 조절을 부탁해볼 수도 있다. 치매로 인한 행동증상에 대해 이런 약물을 복용 중일 때 삼킴장애와 같은 부작용이 종종 생기기 때문이다.

"먹지 않는 이유는 다양하다.
약 부작용일 수도 있고, 주변 사람에 대한
의심으로 인한 불안감이 원인일 수도 있고,
몸이 불편해서일 수도 있다"

사례 7 · 밤마다 딸 이름을 부르는 여성

87세 여성. 4개월 전부터 걷지 못하고 있으며 청력장애가 있다. 요양원 입소했으나 새벽 3시까지 딸 이름을 반복하여 부른다. 청력장애 때문에 목소리도 매우 커서 주변 노인들도 밤잠을 설친다. 뜬 눈으로 밤을 새고 새벽에 잠시 눈을 붙였다가 깨어나신다. 아침에는 늦잠을 자며 아침 식사량이 저조하고 점심시간에도 기운이 없어보인다.

해결 방안 · 수면장애: 수면제는 마지막 선택

치매노인의 수면장애의 원인은 다양하다. 우선 노인이 되면 생리적으로 밤잠이 줄어들므로 기본적으로 수면 시간이 짧기도 하지만, 특히 단체생활을 하는 입소시설에서는 불안증으로 인한 불면증도 많다. 환경이 조금만 변해도 공포감·불안감을 느끼므로 심리적인 안정감을 주는 것이 중요하다. 환자가 처음 잠들 때 옆에 있어 주고, 잠든 뒤에는 방과 거실에 약하게 조명등을 켜두는 것이 좋다.

치매 외에 다양한 약물 복용과 식사장애로 인한 탈수와 와상상태, 불이 꺼진 깜깜한 환경에서는 섬망의 발생도 증가한다. 섬망이란 여러 가지 신체적 여건으로 인해 갑자기 의식이 흐릿해지고 정신이 돌아왔다 나갔다를 반복하는 증상을 말한다.

낮밤이 바뀌고 특히 야간 섬망이 발생한 경우에는 다음과 같은 돌봄이 필요한다.

탈수되지 않도록 낮에 자주 물을 마시고, 낮에 주무시지 않도록 보행이나 휠체어 이동을 시켜서 야간에는 잠을 잘 들도록 한다. 또한 밤에는 완전히 불을 다 끄지 말고 은은한 조명등을 켜두는 것도 불안감을 줄인다. 물론 이 경우에도 잠을 못 이루는 노인에게 다가가서 그 이유를 묻고 적절히 대답해주면 불안감의 해소로 잠을 좀 더 편히 이룰 수 있다.

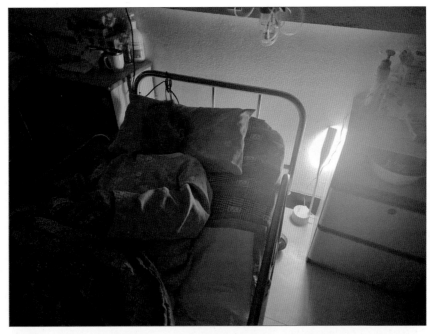

그림5-8. 매일 밤 가족을 부르는 치매여성의 야간섬망을 예방하기 위해 야간등을 켜둔다. 직접조명은 수면을 방해할 수 있어서 바닥에 간접조명을 켜두었다.

"환경의 변화는 수면장애의 원인이 된다.
대부분 '불안감'때문이다. 치매환자 대부분의
행동심리증상의 원인은 역시 '불안감'이다"

사례 8 **몇 번이고 같은 요구를 하는 여성**

전직 간병일을 하셨던 78세 여성은 요양원에 입소 중이다. 계약의사인 내가 방문할 때면 언제나 다가와서 허리가 너무 아프다며 허리수술을 받고 싶다고 하신다. 본인의 친구들이 수술을 받았고, 자신도 돈이 충분히 있으니 대학병원에 가서 수술을 받겠다고 하시고, 뼈에 구멍이 났다는 이야기를 들었는데, 아들에게 연락해서 수술일자를 받고 싶다고 한다. 아들에게 연락했으나 어머니가 항상 그렇게 얘기하시며, 몇 차례 대학병원 정형외과도 방문을 했지만 수술은 의미가 없다며 약물처방만 받았다고 한다.

그러나 이 여성은 같은 요구사항을 지속적으로 직원들에게 얘기했다. 직원들은 처음에는 응대해주었으나 반복적인 요구로 인해 지쳐버렸다.

해결 방안 **반복질문: 안심시킨다**

단기기억력 장애는 치매의 특성이다. 그로 인해 반복해서 질문을 하는 것이다. 질책이나 비난을 하지 않고 친절한 말투와 표정으로 "그건 ○○○입니다. 아까도 똑같은 질문을 하셨어요.", "제가 기억하고 있으니 걱정하지 않으셔도 돼요."라고 한다. 상대방이 기억하고 있다는 말을 듣는 것만으로도 치매노인의 무한 질문이 멈추기도 한다. 끈기 있게 환자를 집중시키고 눈높이에 맞춰서 대답을 해주는 것이 중요하다.

아무리 알려줘도 똑같은 질문을 한다면 '불쾌하다'는 감정은 싣지 말고 단순히 사실만 전달해주면 된다.

환자가 휴대전화를 가리키며 "무엇이냐"고 반복해서 물으면 "휴대전화다."라고 하는 대신 직접 사용하는 것을 보여주면서 "전화를 걸 때 쓰는 물건이다." 라고 말하는 것이 도움이 된다. 끊임없이 질문을 한다면 환자의 관심을 다른 곳으로 돌리는 것도 한 방법이다.

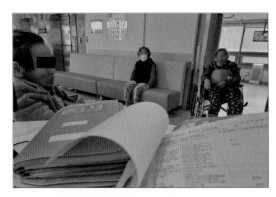

(a) 내가 요양원에 가는 날이면 어김없이 나를 기다리고 계심
(나를 쳐다보고 있는 가운데 여성).

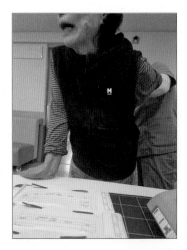

(b) "허리에 구멍이 나서 아파요. 수술 받아야 해요.
돈은 얼마든지 있으니 아들에게 꼭 연락해줘요"

그림5-9. 78세 여성. 계약의사 활동으로 요양원 방문 시에 언제나 다가와서 허리수술을 받게 해달라는 요구를 반복적으로 하심.

사례 9 **온갖 잡동사니를 모으는 여성**

92세 치매 여성. 온갖 쓰레기 더미를 집안에 가지고 들어와 자식들이 뭐하는 짓이냐며 핀잔을 주지만 아랑곳하지 않고 박스나 병, 심지어는 먹다 남은 음식물도 숨겨서 간혹 썩은 냄새가 진동할 때도 있다.

해결 방안 **쓰레기도 소중한 물건일 수 있다.**

우리 눈에는 하찮은 물건이지만 치매노인에게는 소중한 물건이다. 모든 물건은 사람마다 가치가 다름을 인정해야 한다.

"우와, 굉장해요! 좋은 물건을 발견했네요."라고 한다. 가능하면 치매노인이 눈치채지 못할 때 몰래 버리면 되는데, 만일 우리가 몰래 버렸다가 치매환자에게 들켰다면 진심으로 죄송하다고 정중히 사과하면 된다.

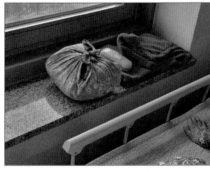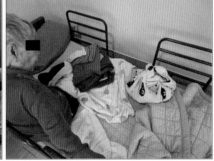

그림5-10. 요양원에 가면 다양한 형태의 보따리를 볼 수 있다.
소중한 물건을 싸 놓은 것일 수도 있고, 집에 가기 위한 준비 작업일 수도 있다.

사례 10 **성인 동영상을 공개적으로 보는 남성**

요양원 4인실에 입소 중인 71세 남성은 본인의 스마트폰을 통해 포르노 동영상을 시청하고 있다. 동영상의 음향도 크게 틀어 놓아 돌봄을 하는 요양보호사가 곤란한 경우가 자주 발생한다.

해결 방안 **성적인 욕구는 자연스러운 것이다.**

치매가 되었을 때 인지기능은 감소하지만 상대적으로 인간의 본능은 더욱 두드러질 수 있다. 원초적인 본능을 제어할 수 있는 능력은 사람 뇌의 중요한 인지기능이기 때문이다. 또한 치매가 되더라도 "나는 사랑하고 싶다", "나는 사랑받고 싶어"와 같은 인간의 애정욕구는 사라지지 않으므로 성욕의 표현은 매우 자연스러운 현상이다. 이러한 치매의 특성을 이해하면 치매환자가 표현하는 여러가지 성적인 행동에 대해서 이해할 수 있다.

많은 치매 환자들이 성적(性的) 행위를 한다. 여기에 과민 반응하면 환자가 위축감을 느낀다. 당황하지 말고 "나는 아들이다."라는 식으로 자신이 누구인지 설명하는 게 좋다. 인지능력이 떨어져 있어 성적 행위를 시도하는 대상을 젊은 시절의 배우자로 오해할 수 있기 때문이다. 또한 바지를 벗거나 성기를 만지는 행동이 모두 성적인 행위만은 아닐 수 있다. 소변이 마렵거나, 기저귀가 불편한 것이 원인일 수 있으므로 잘 살펴야 한다.

"치매가 오면 자제력이 감소하고 본능적 욕구가
높아지는 것이 자연스러운 현상이다"

사례 11 **밤마다 환시가 보이는 남성**

혈관성치매로 요양병원에 입원 중인 66세 남성은 밤이면 아기가 울음소리가 들리며 실제로 걸어가는 것을 보았다고 한다. 어제 밤에도 복도 구석에서 계속해서 어떤 아기가 울고 있어서 신경이 쓰여 잠을 못 잤다고 하신다.

해결 방안 **본인에게는 실제로 보인다.**

루이소체치매의 대표적 증상은 환시나 환청과 같은 환각증상이다. 따라서 치매환자의 증상을 그대로 인정하는 편이 좋다. 환자에게는 실제로 들리고 있는 것이니 사실 여부를 따지는 것은 무의미하다. 그보다는 환자의 입장에서 "그랬어요? 놀라셨겠어요."와 같이 공감해주는 것이 좋다. "제가 도와드릴게요."와 같이 환자를 지지해주어도 좋다.

다만 나도 똑같이 환청이 들린다고 거짓말할 필요까지는 없다. "저는 보이거나 들리지 않아요. 의사선생님 말씀으로는 머리에 병이 있으면 그럴 수도 있대요."라고 사실대로 이야기하는 것이 치료효과 측면에서는 더 좋다고도 한다.

"환각 증상에 대한 사실 여부 대신,
그러한 증상을 느끼는
치매환자의 마음을 공감해준다"

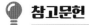 **참고문헌**

1 요시다 가츠야키. 치매진행을 늦추는 대화의 기술. 아티오; 2023.

2 헬스조선. 환각, 망상, 집착...증상들 알아야 '치매' 보살필 수 있다. 조선일
   보; 2021. Available from: https://health.chosun.com/site/data/html_
   dir/2021/02/01/2021020102779.html.

3 brunchstory 매거진. 기억을 잃어버린 사람들: 나쁜 치매 증상으로서의 '망상'.
   2019. Available from: https://brunch.co.kr/@kom2k/7.

4 Stuart MR, Lieberman III JA. 환자 상담의 달인. 쉽게 배우는 환자상담기법. 엠디
   월드; 2016.

5 이브 지네스트, 로젯 마레스코티. 가족을 위한 휴머니튜드. 대광의학; 2019.

6 코노 카즈히코. 인지장애 최선의 치료. 군자출판사; 2018.

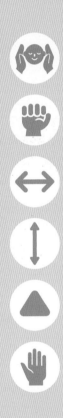

제6장

치매돌봄이 즐거워지는
20개의 습관

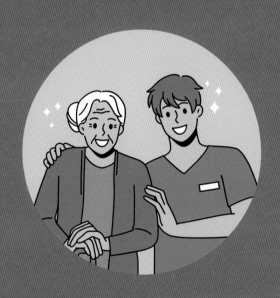

그동안 다양한 기회를 통해 치매환자 돌봄 직원과 치매환자의 가족에게 나의 경험과 생각을 전할 수 있었다. 많은 분들이 내 생각에 공감을 표하시며 때로는 나로 인해 치매와 치매환자를 바라보는 시선이 바뀌었다며 감사를 표하기도 한다.

그런 얘기를 들을 때마다 내 마음이 전달된 것 같아 뿌듯함을 느끼기도 하지만 한편으로는 강의 이후에 얼마나 그 분들의 실제 케어 행위에 도움이 될지 의문을 가지게 된다. 나도 오랜 시간 치매환자와 함께 하면서 조금이나마 그 분들의 심리를 이해하게 되었기에 그렇다. 치매환자의 심리와 돌봄 철학을 다룬 서적들과 각종 심리학 연구결과를 통해서 감동을 받기도 하고 깨닫는 바도 많지만, 결국 나 스스로가 실제 환자에게 적용해보지 않으면 아무 소용이 없다.

그래서 나의 치매환자 치료경험, 세계 여러 나라의 연구결과, 관련 서적, 전문가들의 가르침을 바탕으로 '내가 즐거워지는 치매케어 습관'을 정리하여 실제 치매환자 돌봄에 쉽고 재미있게 적용하는 기술을 개발해보기로 마음먹었다. 이 장에서는 치매환자뿐 아니라 나에게도 도움이 되는 치매돌봄 기법 20가지를 제시하겠다. 편의상 20가지의 기법을 6개의 파트로 구분하였다.

필수 4가지

치매환자를 돌볼 때 가장 기본이 되는 4가지 동작을 소개하겠다. 이것만 실천하면 모든 치매환자는 나를 좋아하게 된다.

(1) 서로 혹은 같이 바라보기

2017년에 영국 캠브리지대학 심리학과 빅토리아 렁(Victoria Leong) 박사 연구팀은 엄마와 아이가 서로 바라보기만 해도 단순한 접촉 이상의 효과를 보였다는 흥미로운 연구 결과를 발표했다. 총 36쌍의 엄마와 한 살 이하의 아기가 연구에 참여한 이 연구에서, 엄마가 아기와 눈을 맞추고 노래를 불러주면 엄마와 아기의 뇌파가 일치했는데, 엄마가 눈을 맞추지 않고 다른 곳을 본 채로 노래를 부르면 엄마와 아기의 뇌파가 불일치했다. 이 결과는 눈맞춤이 사람 사이의 의사소통에서 중요한 신호가 됨을 의미한다. 다음에는 엄마가 아닌 연구원이 같은 노래를 부르는 영상을 아기에게 보도록 했는데, 비슷한 결과가 나왔다. 영상 속 연구원이 눈맞춤을 잘 할수록 아기는 말수가 늘었고 아기의 뇌파가 연구원의 뇌파와 비슷해졌다. 즉 눈맞춤을 잘 해줄수록 아기의 소통, 배움, 언어 능력에 도움이 됨을 발견했다.

2020년에 일본의 쿠보시타 등이 발표한 연구에서는 엄마와 아이가 서로 바라볼 때 뇌의 일부분인 뇌섬엽(insula)이 활성화됨을 발견했다. 뇌섬엽은 사람의 감정과 의식을 연결하는 역할을 하는데, 뇌섬엽이 활성화되면 불안감이 줄어든다고 한다. 따라서 서로 바라보는 것만으로 불안감을 줄여줄 수 있음을 발견한 것이다.

치매로 인해 퇴화된 뇌의 기능이 아기의 뇌와 비슷해진다고 가정할 때, 바라보기만 하여도 의사소통, 언어능력, 불안감 해소에 도움이 된다는 것이다.

신경과 전문의이자 미국 뉴욕 Brookdale University Hospital에서 내과 전공의를 수료한 후에 귀국하여 천안시립노인전문병원에서 치매노인 진료에 몸담고 있는 문태순 병원장은 약 10년 전 업무상 만난 자리에서 나에게 이런 말을 한 적이 있다.

문태순 원장 저는 초능력이 있어요.

나 네? 초능력이요?

문태순 원장 저 멀리 복도에서 치매노인이 크게 화내고 있을 때 저는 그 분이 '내 아버지'라고 굳게 믿고 눈에 힘을 꽉 주고 똑바로 쳐다보면서 다가서면, 어느 새 그 분은 나의 아버지가 되어서 따뜻한 표정을 짓고 있어요.

나 아. 초능력 맞네요.

한편 일본의 오이 겐 교수는 처음부터 치매노인을 똑바로 쳐다보면 환자를 긴장시키고 치매 정도에 따라 돌봄 제공자에게 폭력을 휘두를 가능성도 있으므로 그보다는 치매환자의 곁에 앉아서 같은 곳을 바라보며 가볍게 어깨에 손을 얹는 것을 선호한다고 한다. 그렇게 하면 치매환자가 나를 직접 때리기도 어렵고, 청력 장애가 있는 노인에게는 옆에서 귀에 대고 말하므로 도움이 되기도 한다. 역시 각각의 치매환자도 자라온 문화적 배경이 다르고 개성이 있으므로, 환자의 개성에 따른 맞춤식 돌봄 행위가 중요한 요령이 된다.

 치매환자의 눈을 똑바로 바라보는 것만으로도 치매환자가 나를 좋아하게 만든다. 때로는 같은 곳을 바라봐도 좋다.

(2) 충.조.평.판 없이 듣기

병원이나 요양원에서 회진을 하다 보면 '죽고 싶다'고 하는 분들을 자주 만난다. 어떤 분은 한두 달에 한번 하기도 하고, 또 다른 분은 이틀에 한번 꼴로 하기도 한다. 여러분은 이런 분에게 뭐라고 할 것인가?

"먹으면 바로 저 하늘나라로 가는 약 없어요?"

어느 날인가 95세 남성 노인이 나에게 물었다.

나는 왜 그러시냐고 물었다. 그랬더니 "이제 나이가 먹어서 이빨도 없고, 잘 들리지도 않고, 보이지도 않아요. 원장님 덕분에 여기까지 살았으니 이제 그만 살아야지."라고 하신다. 아, 그러고 보니 어제 회진 도는데 이 분이 자리를 바꿔달라고 했었다. 그 이유는 벽에 걸린 시계가 잘 보이지 않아서 그렇다는 것이었다. 그러나 그 분이 원하는 자리에 있는 다른 환자 역시 자리를 바꾸고 싶어하지 않아서 사정을 말씀드리고 옮기지 않게 되었다.

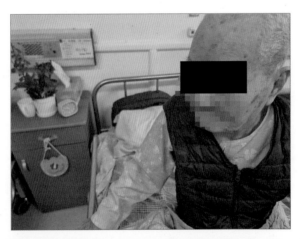

그림6-1. '죽고 싶다'고 하는 95세 환자의 '죽고 싶은 이유'를 들었더니, 죽고 싶은 이유가 시계 때문이었고, 나는 3000원짜리 탁상시계로 그의 기분을 달랠 수 있었다.

나는 오전 회진 후 점심시간에 근처 잡화점에 가서 3000원짜리 탁상시계를 하나 사서 바로 가져다 드렸다. 이후 그 노인은 나를 볼 때마다 활짝 웃으시며 감사하다고 인사를 하셨다. 단조로운 요양병원 생활에서 그분에게 의미있는 시간은 때가 되면 드시는 식사시간과 물리치료하는 시간이다. 그러니 내가 사드린 탁상시계는 3000원 이상의 가치가 있다. 노인이 죽고싶다고 하는 말을 듣고 내 생각을 말하는 대신 그 죽고 싶은 노인의 마음 자체에만 관심을 가진 덕분이다.

내가 본 많은 직원들은 환자가 죽고싶다고 말을 하면 놀란 표정을 지으며 "아이, 왜 그러세요. 기운 내셔야죠", "그런 소리 마세요. 여기 더 아픈 분도 많으신데 그런 생각하시면 안돼요", "할아버지. 우울하시구나. 우리 재미있는 놀이 해요"라고 한다. 상대방이 자신의 마음을 얘기하고 있는데 우리는 상대의 말을 전혀 듣지 않고 내가 하고 싶은 얘기만 하고 있다. 상대방은 죽고 싶다는데, 우리는 그 생각이 틀린 거라는 나의 생각을 강요하고 있다. '충고, 조언, 평가, 판단'의 형태로.

정신건강의학과 전문의이자 참혹한 재해 현장에서 마음의 상처를 입은 자들의 치유자인 정혜신은 그의 책 〈당신이 옳다〉에서 사람의 감정은 어느 것 하나 틀린 것이 없고 모두 인정해야 한다고 말한다. 많은 사람이 자신의 생각을 '충고, 조언, 평가, 판단'의 형태로 상대방에게 강요하며, 이를 '우리가 피해야 할 충.조.평.판 습관'이라고 했다. 인지기능이 온전한 사람도 남의 충.조.평.판을 들으면 반발감이 생기는데, 하물며 상대를 배려해야 한다는 인지능력이 떨어진 치매환자에게 충.조.평.판을 한다면 그 반발은 더 심할 수 있다. 그래서 치매환자에게도 충.조.평.판을 하지 말아야 한다. 정혜신 작가는 전문가가 아닌 일반인도 제대로 공감력을 발휘한다면 오히려 전문 심리치료보다 더 좋은 성과를 본다고 하였고, 이를 '적정 심리학'으로 이름 붙였다. 내가 읽어본 어느 책보다도 일상에서의 공감하는 방법을 쉽게 풀어 쓴 책인 〈당신이 옳다〉를 치매를 돌보는 가족과 직원 여러분께 강력히 추천한다.

2020년에 인터넷에 올라와 크게 화제가 된 영상이 있다. '난동 부리는 취객 포옹으로 진정시킨 청년'이라는 제목의 영상으로, 서울의 어느 지하철역 승강장에서 술에 취한 채 소리를 지르고 있는 남성을 2명의 경찰관이 에워싸고 진압하는 장면이었다. 주변의 승객들은 흘낏거리며 지나가고 각자 자기 할 일을 무심히 하고 있었다. 취객은 무언가 세상에 불만이 많은 듯 혀 꼬부라진 발음으로 소리치고 있었고, 경찰관은 "저희 소속과 신분 다 밝혔잖아요", "계속 이러시면 공무집행방해죄로 경찰서로 이송하겠습니다"라고 짜증 섞인 목소리로 몸싸움을 하며 대응하고 있었다. 즉, 그 경찰관들은 취객의 말을 듣기보다 충.조.평.판을 하고 있었다. 그러자 취객의 행동과 목소리는 더욱 더 거칠어질 뿐이었다. 이 때 벤치에 앉아서 지하철을 기다리고 있는 한 청년이 갑자기 일어서더니 아무 말도 하지 않고 취객에게 다가가서는 포옹하는 것이었다. 그랬더니 놀라운 일이 벌어졌다. 조금 전만 해도 큰 동작과 목소리로 저항하던 취객은 갑자기 순한 양이 된 듯 목소리가 작아지고 조용히 입을 다물더니 그저 그 청년에게 안기는 것이었다. 그러자 머쓱해진 경찰관들도 조용히 영상에서 사라졌다. 내가 본 그 1-2분의 짧은 영상 속에 등장한 수많은 사람들 중 단 한 사람만이 취객의 말을 듣고 있었던 것이다.

슬프게도 이와 같은 장면은 치매돌봄 현장에서도 흔히 보게 된다. 치매환자는 무언가 자신의 이야기를 하고 있는데, 아무도 듣지 않는 것이다. "어차피 이야기해봐야 치매환자의 억지일 뿐이고, 내 얘기를 듣지도 않는 걸"하는 돌봄 제공자의 마음을 나는 물론 충분히 이해한다. 그러나 치매환자라면 더욱 더 그들의 말에 귀를 귀울여야 한다. 그것이 결국은 편안한 돌봄을 할 수 있게 만듦을 나는 20년간의 경험을 통해서 비로소 깨닫게 되었다. 여러분도 일단 내 말을 믿고 치매환자에게 여러분의 귀를 열어라. 단, 처음에는 내 입을 닫아야 한다. 내가 하는 모든 말은 치매환자에게는 충.조.평.판의 부작용만 낳을 뿐이다.

요양원에서 약에 독이 들었다며 약 복용을 거부하고 식사도 하지 않아 체중감소가 생겨 우리 병원으로 응급입원한 89세 남자환자의 사례이다. 녹내장 합병증으로 양쪽 눈이 실명이 온 상태로 내가 요양원에 방문할 때면 따뜻하게 맞아주시던 분인데 어쩐지 최근에는 말투에서도 경계심이 느껴져서 걱정이 되던 분이었다. 다행히 우리 병원으로 입원하시며 환경이 바뀌고 원래 의심하던 돌봄 제공자가 새로 바뀐 탓인지 식사나 약물 복용을 잘 하셨다. 그런데 입원한지 일주일 즈음 되던 날 회진을 하기 위해 그 분이 계신 병실에 들어서는데, 간병인이 빵과 두유를 드리려고 하고 있었고 환자분은 입을 벌리지 않으며 둘 사이에 실랑이가 벌어지고 있는 모습을 보게 되었다.

간병사 (카스타드를 입에 대면서) 어제부터 아무것도 안 드시면 어떻게 해요. 이거 드세요, 어르신

노인 "어쩌구, 저쩌구…xf;;asdfhasdlkfjasflsjf~" … "asdfhasdlfhkdfl;kjasdf;j"

간병사　자, 아~ 입 벌려 보세요.

노인　"어쩌구, 저쩌구…asdfjhasd;lfjkg'aslkjhasdflasgasdfkjhadlkfjhsadf~`"

　　내가 보기에, 간병인은 노인환자의 말을 듣고 있지 않았다. 노인환자의 식사 거부를 걱정하고 있는 간병인의 마음이 느껴졌지만 안타깝게도 노인환자의 말은 듣지 않고 충.조.평.판만 하고 있었다.

　　그 순간 내가 다가갔다.

가혁　왜, 이거 안드세요?

노인　밥을 먹어야지. 이게 뭐야. 밥을 줘야 먹지.

가혁　왜요? 이 빵은 맛이 없어요?

노인　밥이 차서 안 먹었어.

가혁　아, 아침도 안 드셔서 배고프시겠어요.

노인　밥 가져오라고 해.

가혁　지금 밥 하라고 할게요. 근데 시간이 좀 걸리겠어요. 그럼 기다리는 동안 입이 심심하니까 이거라도 드세요.

노인　(입 벌리고 카스타드를 드심)

가혁　아이구, 목 마르시죠? 이거 좀 드세요.

노인　이건 물이 아니네? 맛이 이상해.

가혁　네. 콩 간 거예요. 검은 콩.

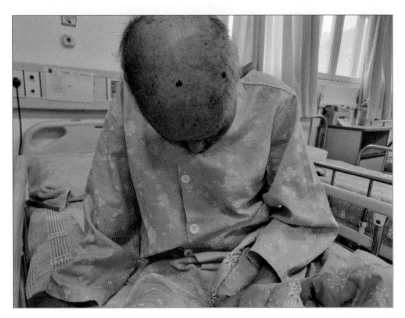

그림6-2. 약과 밥을 거부하는 89세 시각장애 남성. 그 이유를 묻는 것으로 대화를 시작하라.

　어떤가? 상대방의 말을 듣는다는 게 어떤 의미인가? 듣는 게 어려운가? 절대로 어렵지 않다. 치매가 아닌 우리는 치매환자와 대화할 때 그들의 이야기를 듣는 것보다는 내가 치매환자에게 무언가 이야기를 해주고 싶고, 고쳐주고 싶은 마음이 강할 뿐이고, 그러한 대화 방식에 익숙해졌을 뿐이다. 제발 치매환자가 하는 말을 일단은 들어보자. 그럼 아무 말도 하지 말고 그냥 바보처럼 듣기만 하면 되는가? 그것도 좋다. 아무 말 말고 그냥 듣기만 해도 큰 효과를 본다. 우선 그렇게 무작정 듣는 기술에 익숙해졌다면, 이제 질문을 하기 시작하면 된다. 어떻게? 그저 "왜?"라고 물으면 된다. 위 사례에서 내가 말한 것처럼 상대방에게 진심으로 호기심을 가지고 "왜 안 드세요?", "왜요, 이 빵은 맛이 없어요?", "왜요, 목 마르세요?"…끝없는 '왜'를 물으면 된다.

사람은 누구나 자신의 마음에 관심을 가져주면 기분이 좋아지고, 화났고 짜증나던 마음도 봄눈 녹듯 사라진다. 상대방의 마음에 관심을 가지면 부작용도 없다. 당장 해보시라. 그 기쁨을 느끼게 될 것이다.

 충.조.평.판(충고, 조언, 평가, 판단)하지 말고 그저 들어라. 그러면 상대는 마음을 열 것이다.

(3) 낮은 목소리와 친절한 몸짓으로 말하기

치매노인에게 말을 걸 때의 요령은 무엇인가? 우선 노화에 따라 특히 고음(높은 소프라노 목소리나 여자아이의 가는 목소리)을 듣는 능력이 떨어진다. 이 때부터 노인성 난청으로 분류되기도 한다. 치매환자 대부분은 초고령의 노인이므로 가능하면 목소리의 톤을 중저음으로 낮추고 천천히 또박또박 말해야 치매노인이 편안하게 내 말을 듣는다.

미국의 저명한 작가인 말콤 글래드웰은 그의 저서 블링크(Blink)에서 '소송에 잘 걸리는 의사 알아내는 법'을 소개하는데, '의사의 경력, 직급, 최종학력, 최근 수년간 그 의사가 저지른 실수의 개수를 파악하는 것'보다 '의사가 환자와 나누는 대화를 살짝 듣는 것'이 더 정확하게 소송에 걸릴 확률을 예측할 수 있다고 한다. 그 책에서 의료소송전문 변호사인 Alice Burkin은 "저는 정말 이 의사가 좋아요. 이렇게 말하는 게 정말 유감이지만 이 의사를 고소하고 싶어요"라고 말하는 의뢰인을 한 번도 본 적이 없다고 한다. 즉, 평상시에 의료진이 환자에게 어떤 인상을 남겼느냐가 환자-의사관계에서 매우 중요하다는 것이다.

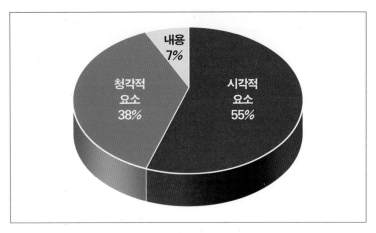

그림6-3. 메라비언의 법칙. 의사소통에서 상대방에게 전달하려는 메시지는 말이 내용이 아니라, 어떤 표정과 몸짓으로 말하는지에 따라 좌우된다.

그렇다면 우리는 어떻게 주변 사람에게 좋은 인상을 남길 수 있을까?

사람 사이의 의사소통에 관해 평생 연구한 심리학자인 메라비언 교수는 의사소통 시에 의외로 말의 내용은 7%밖에 영향을 끼치지 않고, 그 말을 어떻게 하는지, 즉 말의 빠르기, 세기, 어조 등의 말투가 38%의 영향을 주며, 나머지 55%는 시각적 요소, 즉 표정이나 몸짓이 상대방에게 영향을 준다고 했다. 이를 메라비언 법칙(The Law of Mehrabian)이라고 부른다.

그렇다면 내가 편안하고 친절하게 치매노인을 대했는지 알 수 있는 방법은 없을까? 있다. 그것도 아주 간단하다. 와시미 유키히코는 그의 책 〈치매간호: 당신의 환자가 치매라면 어떻게 하겠습니까?〉에서 치매환자의 얼굴을 통해 나의 태도를 점검하라고 알려준다. 깊이 공감하는 바이다. 특히 치매환자라면 주변 환경의 영향을 많이 받고, 그 환경 중에서 가장 중요한 환경은 바로 '사람'이기 때문이다. 환자의 얼굴이 나의 '거울'이라고 생각해보자.

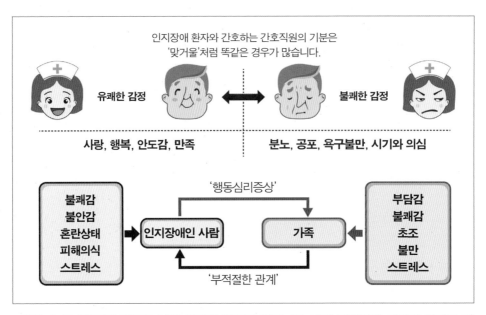

그림6-4. 치매환자의 얼굴은 나의 거울인 경우가 많다. 즉, 내가 편안하게 대하면 환자도 편안해지고, 내가 스트레스를 받으면 환자도 스트레스를 받아 행동심리증상을 보이기도 한다. (Adapted from 와시미 유키히코, 치매간호.)

 나의 목소리와 몸짓을 차분하게 하면,
치매환자는 편안함을 느낀다.

(4) 부드럽게 스킨십하기

'치매는 다시 아기가 되는 병'이라고 한다.

갓 태어난 아기가 목을 가누기 시작하여 돌이 되면 혼자 서고, 3-4세가 되면 대소변가리기 혼자 몸 씻기가 가능하다. 어린이집을 다닐 때 즈음이면 혼자 옷도 입고, 초등학교 이후 단순한 재정적 판단도 하며, 중학생이 된 이후로는 취업을 준비한다.

소아 가능 연령	능력	알츠하이머병 단계
12세 이상	취업	3 – 경도 인지장애
8-12세	단순한 재정적 판단	4 – 경도 치매
5-7세	적절한 옷 선택	5 – 중증도 치매
5세	혼자 옷 입기	6 – 중고도 치매
4세	혼자 몸 씻기	
3-4세	소변 가리기	
2-3세	대변 가리기	
15개월	5-6 단어 말한다.	7 – 고도 치매
1세	혼자 걷는다.	
6-7개월	혼자 앉는다.	
3-4개월	목을 가눈다.	

표6-1. 치매는 다시 아기가 되는 병(출처: 이영민, 2010.)

이후 치매에 걸리면 신기하게도 위 순서와 정확히 반대로 퇴화가 되기 시작한다. 먼저 사회적 활동이 멈추게 되면서 은퇴를 할 수밖에 없고, 단순 계산도 힘들게 되어 장보기도 힘들며, 혼자 옷 벗고 입기를 못하다가, 이후로는 남의 도움을 받아야만 목욕이 가능하고, 대소변 가리기가 안 되어 기저귀를 차기 시작하다가 혼자 서서 걷지 못하고, 결국 자리에 몸져눕게 된다.

그래서 치매노인과 치매돌봄자의 관계는 아기와 엄마와의 관계에 빗

대어 볼 수 있다. 나를 돌봐주던 엄마가 아기가 되었으니 그 아기가 이번에는 엄마가 되어 치매노인을 돌봐드리는 것이 어찌 보면 공평한 인간의 섭리라고 생각한다.

1943년에 미국의 심리학자 에이브러햄 매슬로우는 매슬로우의 욕구 단계설을 통해 인간의 욕구가 그 중요도별로 일련의 단계를 형성한다고 하였고, 그중 가장 기본적인 욕구를 생리적 욕구라고 하였다. 이 생리적 욕구는 허기를 면하고 생명을 유지하려는 인간의 욕구로서 가장 기본인 의복, 음식, 주거를 향한 욕구가 이에 해당한다.

이런 이론적 배경과 함께 1950년대까지 아기가 부모에게 애정을 보

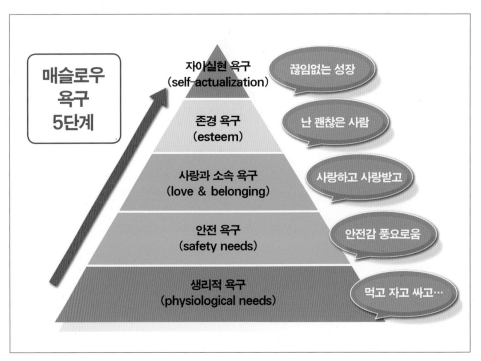

그림6-5. 매슬로우 욕구 5단계. 생리적 욕구가 인간의 가장 기본적 욕구이며, 여기에는 먹고, 자고, 싸는 욕구가 포함된다. 즉, 치매노인 돌봄에서 가장 기본적인 돌봄행위이다.

이는 이유는 부모가 음식을 주기 때문이라고 생각했다고 한다. 그러다가 1958년에 미국의 심리학자 해리 할로우(H.F. Harlow)는 재미있는 실험 논문을 한편 발표한다.

우리 안에 2개의 어미 원숭이 모형을 만드는데 만드는 재료를 조금 달리 했다. 한 어미 원숭이 모형은 철사로만 만들었고, 다른 하나의 어미 원숭이 모형에는 부드러운 헝겊을 감쌌다. 그리고 철사로만 만든 어미 원숭이 모형에는 우유병을 설치하고, 부드러운 헝겊을 감싼 모형에는 아무것도 달아주지 않았다. 이렇게 2개의 어미 원숭이 모형이 든 우리 안에 갓 태어난 아기 원숭이를 넣었다. 결과는 어땠을까?

"실험에 참가한 모든 원숭이가 젖을 먹을 때만 철사어미에게 가고, 대부분의 시간을 헝겊어미와 함께 보냈다."

다음 실험에서는 기계장치로 간간히 괴상한 소리와 움직임을 일으켜서 아기 원숭이에게 공포를 유발했다.

"그랬더니 공포자극이 나올 때마다 아기 원숭이는 철사어미가 아닌 헝겊어미에게 가서 안겼다. 헝겊어미를 치웠더니 철사어미에게 가지 않고 구석에서 웅크리고 있었다."

이외에도 여러 시험을 통해 할로우는 스킨십이 주는 따뜻함이 사랑의 본질이라 결론지었고, 논문의 제목도 '사랑의 본질(The Nature of Love)'이다.

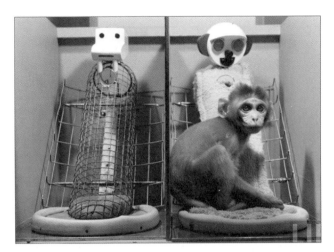

(a) (좌측)철사만으로 만든 어미 원숭이, (우측)부드러운 헝겊을 덧댄 어미 원숭이.
아기 원숭이는 부드러운 헝겊을 덧댄 어미 원숭이 모형에게만 간다.

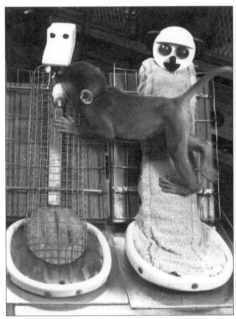

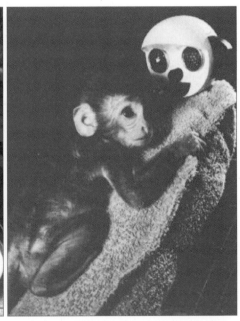

(b) 아기 원숭이는 젖을 먹기 위해서만 철사 어미
원숭이에게 다가갔고, 그 외의 시간에는 언제나
부드러운 헝겊 어미 원숭이에게 안겨있었다.

(c) 특히 아기 원숭이가 공포심을 느낄 때에는
오직 부드러운 헝겊 어미 원숭이에게 안겼다.

그림6-6. 1958년 미국 심리학자 해리 할로우(H.F. Harlow)의 철사어미 vs. 헝겊어미 실험. 아기 원숭이는 젖을 주는 철사어미보다 따뜻한 느낌을 주는 헝겊어미에게 안겼다. 기본적인 생리적 욕구를 해결시켜주는 것보다 피부에 닿는 부드러운 촉감이 아기 원숭이를 사로잡았다.

이와 비슷한 시기인 1950년경, 헝가리의 정신과 의사인 르네 스피츠(René Spitz)는 루마니아 고아원에서 자라는 아이들의 특성을 연구하면서 특이한 사실을 하나 발견한다. 그는 루마니아 고아원의 음식, 숙박 환경 등이 다른 고아원과 비슷함에도 불구하고 유독 루마니아 고아원의 아이들만 태어난 지 1년도 되지 않아 1/3이 죽는다는 사실을 알아냈다. 그 원인을 분석했더니 루마니아 고아원의 '아이 돌봄이'의 수가 다른 고아원에 비해 부족하다는 사실을 알아냈다. 다른 나라의 고아원에서는 아이돌봄이가 아이와 스킨쉽을 나누는 데 반해 루마니아 고아원의 아이들은 침대에서 매일 혼자 누워 지냈던 것이다. 이러한 사실을 알게 된 르네 스피츠는 아이들의 성장에 필요한 건 완벽한 환경이 아니라 "살과 살이 맞닿는 접촉이다"라고 하며 스킨십의 중요성을 강조했다.

이 연구결과들을 치매돌봄에 적용해보자. 인지보다는 감정이 더 뛰어난 치매노인 입장에서는 자신에게 매일 밥만 먹여주는 사람보다는 부드러운 느낌으로 자주 안아주고 접촉해주는 사람을 더 좋아하며 실제 건강에도 도움이 된다고 추측할 수 있다. 적어도 내가 그동안 보아 온 경험으로는 정확히 그렇다.

사람을 대상으로 한 여러 임상 연구들에서는 스킨십의 효과를 다음과 같이 이야기한다.

❶ 터치만으로도 스트레스 호르몬인 코티솔 분비를 줄여 통증을 줄여준다.
❷ 많이 껴안아줄수록 사랑의 호르몬인 옥시토신 분비 증가로 혈압도 낮춘다.
❸ 스킨십은 낯선 사람과의 대화에서 덜 긴장하게 해준다.

❹ 손을 잡는 것만으로도 애정을 느끼게 된다.

오이겐 교수는 자신의 어느 특별했던 치매환자 왕진 경험담을 다음과 같이 전하고 있다.

왕진 대상자에 '노망노인'이라고 올라온 단계라면 대부분 가족관계가 긴장된 상태로 특히 고부갈등이 많다. "며느리가 내 돈을 훔쳐갔다"며 소란을 피운다. 며느리는 시어머니가 심술을 부린다고 오해해서 남편에게 호소하고, 남편도 결국 자신의 어머니가 변했다며 아내 편을 들게 된다. 이 와중에 손자들도 할머니에게서 멀어져 간다.

– 중략 –

어느 날 기모노를 입은 치매 노인이 어스레한 작은 방에 오도카니 앉아 있는 모습이 너무도 가련해, 엉겁결에 그녀의 곁에 앉아 어깨를 감싸주었다. 그러자 그녀의 눈에서 하염없이 굵은 눈물이 흘러내렸다. 그녀의 고독을 말로 위로한다는 것이 불가능하다는 사실을 외부인인 나도 이해할 수 있었다.

– 중략 –

수차례 왕진을 다녀온 후 내가 반응성 우울증에 걸렸다는 것을 깨달았다.

– 중략 –

왕진 사업에 참여한 지 1년, 매번 반복되는 반응성 우울증으로 어느새 견딜 수 없게 되었다. 넉넉한 보수에는 미련이 남았지만 인제 그만두려고 생각하던 차에 간호사에게서 뜻밖의 의뢰를 받았다. 2개월 전 진료했던 노인 여성을 다시 봐주었으면 한다는 것이다. 사쿠시의 '노망, 와상상태 노인'은 그 수가 많아서, 보통은 일년 반 정도 지나야 다음 진료가 돌아온다.

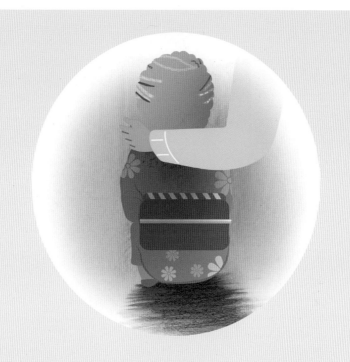

"그 사람 얼마 전에 보지 않았나요?"라고 묻자

"그렇기는 한데 선생님께 진료받은 뒤부터 환자가 건강해져서 식욕도 생기고, 가족들도 기뻐하고 있습니다. 그런데 다시 상태가 안 좋아져서 선생님께 꼭 한 번 부탁한다고 해서요."

– 중략 –

이 경험으로 기능 회복을 목표로 하는 좁은 의료관에서 해방된 것은 확실하다. 의료는 건강과 기능을 회복할 기회를 제공한다. 그러나 어떤 상태의 사람이라도 혜택을 받을 수 있는 의료의 보편적 작용은 '기분을 좋게 해주는 일'일 것이다. 고통으로부터 해방, 마음의 위로 등은 환자뿐만 아니라 인지능력이 저하된 노인도, 죽음을 눈앞에 둔 사람도 얻을 수 있는 효과이다. 이런 사실을 깨닫게 되자 나도 위로받을 수 있었다.

– 오이 겐. '치매 노인은 무엇을 보고 있는가' 중에서 –

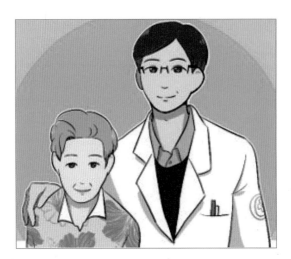

그림6-7. 친할머니 어깨를 감싸고 있는 필자.

오이 겐 교수의 책에서 내가 가장 좋아하는 내용이어서 여러 번 반복하여 읽었던 곳이다. 특히 나도 오이 겐 교수와 마찬가지로 치매환자를 처음 보기 시작했을 때에는 막막하기도 하고 내가 의사로서 어떤 도움도 되지 못한다는 한계를 느껴 치매환자 진료에 무력감을 느끼기도 했는데, 어느 순간 치매환자와 교감을 느끼면서 그 분들의 감정을 좋게 만드는 것에 큰 기쁨을 느꼈기에, 오이 겐 교수의 심정에 공감이 된다. 특히 이 글에서 말한 어깨에 손을 얹는 이미지는 오래도록 내 머리 속에 머물면서 나의 회진 시간에는 언제나 거의 모든 환자의 어깨에 잠시라도 내 손을 대는 습관이 생겼다.

코로나-19가 한창이던 2022년에 서울의 모 스튜디오에서 온라인 교육을 위한 영상 촬영을 하루 종일 하게 되었는데, 강의 슬라이드 중 나의 작고하신 친할머니가 우리 병원에 입원하셨을 때 나와 찍은 사진이 삽입되어 있었다. 내 할머니도 치매 진단을 받으셨기에 나의 강의 시에 종종 할머니의 사진을 보여주기도 했기 때문이다. 그런데 감사하게도 그날 촬영을 맡으셨던 PD님은 내 강의가 끝나자 그 사진을 일러스트로 변환하여 내게 선물해주셨다(그림6-7). 내가 나의 할머니 어깨를 감싸쥔 이 그림은 언제나 나의 아이콘으로 사용 중이다.

스킨십은 사랑의 본질이다.
음식만 제공하고 기저귀만 갈아준다고 해서
나를 좋아하지 않는다.

✔ 필수 4가지 요약

치매환자의 눈을 똑바로 바라보는 것만으로도 치매환자가
나를 좋아하게 만든다. 때로는 같은 곳을 바라봐도 좋다.

충.조.평.판(충고, 조언, 평가, 판단)하지 말고 그저 들어라.
그러면 상대는 마음을 열 것이다.

나의 목소리와 몸짓을 차분하게 하면,
치매환자는 편안함을 느낀다.

스킨십은 사랑의 본질이다.
음식만 제공하고 기저귀만 갈아준다고 해서
나를 좋아하지 않는다.

접근 3가지

필수 동작 4가지를 기억하고 환자를 직접 만나기 전에 해야 할 일이 있다.

(1) 인기척을 알리고 다가가기

치매환자의 주된 감정 상태는 불안이므로 늘 경계 상태라고 생각하자. 그래서 누군가 갑자기 다가오면 놀라는 경우가 많다. 또한 노화에 따라 시력장애, 청력장애, 기타 감각장애로 인해서도 자신의 주변에 경계심이 커지기 쉽다. 따라서 치매환자에게 접근할 때에는 자신이 다가감을 알리고 양해를 구해야 치매환자는 안심한다. 치매 여부를 떠나 일상적으로 나의 개인적 공간에 거리낌없이 불쑥 들어온다면 누구나 불쾌한 감정을 가지게 된다. 따라서 치매환자 돌봄 전에 내가 다가가고 있음을 알려야 한다. 멀리서부터 인사말을 건네면서 접근해도 좋고, 만일 치매노인이 침대에 있다면 문을 열고 들어오기 전에 노크를 먼저 하고, 방 안에 들어와서도 내 인기척을 못 느낀다면 발치나 머리맡을 두드려서 내가 왔음을 알 수 있도록 한다.

 **치매환자에게 갑자기 다가서면 불쾌할 수 있다.
놀라지 않게 미리 신호를 준다.**

(2) 기다리기

인기척을 주어 치매환자가 잠에서 깨거나 나를 인식할 때까지의 여유를 준다. 인기척을 알리는 순간과 마찬가지로 서두르지 말고 천천히 여유를 가지고 기다린다.

 서두르지 말고 기다린다.

(3) 조용히 다가가기

충분히 기다렸다면 조용히 다가간다. 여유로운 표정으로 천천히 다가가야 치매환자도 편안함을 느낀다.

 여유롭게 조용히 다가서면 치매환자도 편안함을 느낀다.

✅ 접근 3가지 요약

치매환자에게 갑자기 다가서면 불쾌할 수 있다.
놀라지 않게 미리 신호를 준다.

서두르지 말고 기다린다.

여유롭게 조용히 다가서면 치매환자도 편안함을 느낀다.

소통 4가지

환자에게 접근을 했다면 본격적으로 치매환자와 눈을 맞추고 대화를 시작한다.

(1) 시야 안으로 들어가기

필자의 어머니는 올해 연세가 70대 후반으로, 작년부터 사물을 바라볼 때 한쪽 방향이 잘 안보인다고 하여 안과 진찰 결과 황반변성으로 진단을 받고 치료 중이시다. 시력과 시야의 저하는 노화에 따른 대표적 증상이다.

나이가 듦에 따라 동공 크기가 작아져서 망막에 도달하는 빛의 양이 50% 정도 감소하고, 특히 주변부 시야의 감도가 떨어질 수 있다. 특히 위쪽 시야의 불편함을 더 느낀다고 한다. 왜냐하면 안구 뒤 지방이 위축되면서 안구가 깊숙이 가라앉게 되면서 윗 눈꺼풀이 처지고, 위쪽을 쳐다보는 것이 어려워지기 때문이다. 게다가 눈 주변 근육의 약화로 노인성 안검하수가 와서 눈을 제대로 뜨기도 힘든 경우가 많다. 따라서 앉아 있거나 고개를 숙이고 있는 치매환자를 위에서 내려다본다면 치매환자가 내 얼굴을 보기 힘들기 때문에, 내가 자세를 낮추어 치매노인의 눈높이에 맞출 필요가 있다.

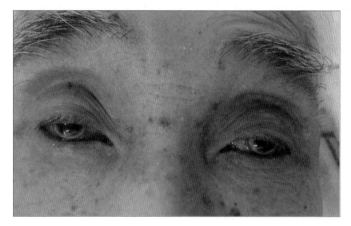

(a) 윗 눈꺼풀이 살짝 쳐진 안검하수. 위쪽을 쳐다볼 때 시야장애가 있음.

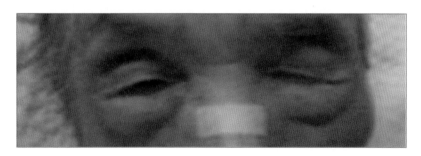

(b) 이 분은 일부러 눈을 감고 있는 것이 아님. 심한 안검하수로 시야 장애.

그림6-8. 노인성 안검하수로 인해 특히 위쪽으로 올려다보기 힘들다. 따라서 노인환자를 위에서 내려다보지 말고 내 자세를 눈높이에 맞추어서 보도록 한다.

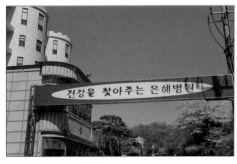 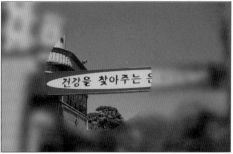

(a) 정상 시야　　　　　　　　　　　　(b) 말기 녹내장 환자의 시야

그림6-9. 정상시야(왼쪽)와 말기 녹내장 환자의 시야(오른쪽). 말기 녹내장 환자는 오른쪽 사진처럼 중심시력은 정상으로 유지될 수 있지만, 마치 튜브(관)를 통해 보는 것과 같은 시야를 갖게 되며, 여기서 더 진행하면 중심부마저 시야가 더 줄어들고 결국 실명에 이른다.

　　노인에서 시야 장애를 일으키는 또 다른 대표적 안과 질환은 녹내장인데, 80세 이상에서는 10% 정도의 유병률을 보일 정도로 매우 흔하며 실명의 원인이 되기도 한다. 녹내장이 많이 진행하면 주변의 시야장애가 있는 부분은 뿌옇다고 느끼며 중심의 작은 부분으로 보게 되어, 앞에 있는 사람의 얼굴 전체가 한 번에 안 보일 수도 있다. 더 진행하면 중심시력이 급격히 감소하면서 귀쪽 부분의 시야의 일부만 남게 된다.

　　수정체가 뿌옇게 되는 백내장은 시력 감소의 원인이 되며, 이 역시 나이가 들면서 발생하는 노년 백내장이 가장 흔하다. 우리나라의 백내장 유병률은 70대 이상에서는 94.2%라고 하니 거의 모든 노인이 백내장 환자라고 해도 될 정도이다. 백내장의 증상으로는 전체적으로 뿌옇게 보이거나 근시(근거리가 잘 보임), 복시(사물이 겹쳐서 보임), 주간맹현상(밝은 낮에 동공이 작아지면서 잘 안보이는 현상) 등의 시력 장애가 나타난다.

　　또한 당뇨병이 있는 환자는 당뇨병의 합병증으로 시력장애가 생기기도 한다. 우리나라에서 2008-2011년에 시행한 국민영양건강조사에 의하면 당뇨망막병증의 유병률이 15.8%였고, 특히 실명위험이 있는 당뇨망막병증과 당뇨황반부종의 유병률은 각각 4.6%와 2.8%였다.

이와 같이 노인은 다양한 원인에 의해 시력과 시야의 장애가 있을 수 있으므로, 모든 노인환자는 시력과 시야의 장애가 있다고 간주하는 것이 좋다. 따라서, 노인환자에게 다가갈 때에는 노인의 정면에서 큰 몸짓(손 흔들기)을 하며 다가가도록 하고, 환자와 얼굴을 보고 이야기할 때에는 확실하게 환자의 정면으로 다가가서 이야기해야 한다.

모든 노인에게 시야의 장애가 있다고 생각하라.
손을 흔들면서 정면으로 다가간다.

(2) 상대방이 원하는 호칭으로 부르기

노인 환자를 뭐라고 부르면 좋을까?

2011년 서울시 북부노인병원에서는 입원노인환자 200명을 대상으로 설문조사를 하였다. 우선 가장 싫어하는 호칭은 '○○ 환자분'이었고 의외로 '어르신', '아버님', '어머님'이라는 호칭도 좋아하지 않았다. 그 이유는 스스로 늙었다는 것을 인정하기 싫어서라고 했다.

노인들이 좋아하는 호칭은 과거의 직함이었고, 과거 특별한 직함이 없던 노인들은 '○○○님'이라고 자신의 이름을 불러주는 것을 좋아했다.

중학교 교장이었던 김모씨(72세, 남)는 "간호사나 의사 선생님들이 나를 부를 때 교장 선생님이라고 불러주면, 젊었을 때 열심히 일했던 생각이 나서 하루라도 빨리 쾌유돼서 집으로 가고 싶은 의지가 생긴다"고 말했다.

2023년에 경기도의회에서는 65세 이상의 도민을 '선배시민'으로 명시한 조례를 공포하고, 65세 미만의 도민은 '후배시민'으로 정의했다. 아마도 영어의 'senior citizen'을 '선배시민'으로 번역한 듯하다. '노인', '고령자' 등의 표현보다는 한결 순화된 표현으로 생각된다. 그러나 '선배'의 사전적 의미는 '1. 같은 분야에서 지위나 나이, 학예(學藝; 학문과 예술 또는 기예) 따위가 자기보다 많거나 앞선 사람', 혹은 '2. 자신의 출신 학교를 먼저 입학한 사람'이어서 경기도민이라는 공통된 테두리로 묶기에는 다소 어색한 감이 든다. 이름 옆에 무언가 호칭을 붙여야만 한다면 '선생(先生)님'이 그나마 중립적 호칭(먼저 선, 날 생)이고 사전적 의미로도 '나이가 어지간히 든 사람을 대접하여 이르는 말'이므로 무난하리라 생각한다.

가장 확실한 방법은 뭐라고 불러드리면 좋을지 직접 여쭤보는 것이다.

뭐라고 부를지 직접 여쭤보자.
노인들은 이름이나 전직 직함으로 부르는 것을 선호한다.

(3) 나를 친근하게 소개하기

상대방을 불렀으니 이제 나를 소개해야 한다. 치매환자는 새로 만나기 시작한 사람을 잘 기억하지 못하기 때문에 나에 대해 자주 얘기하는 게 좋다. 나를 계속해서 기억하지 못하더라도 나에 대해 다정하게 이야기하는 과정 자체가 상대방을 편안하게 만든다. 가능하다면 나와 상대방과의 공통점을 찾아 이야기해주면 좋다. 나의 경우에는 환자가 살고 있는 동네가 우리 집 근처라면 나도 그 근처에 산다고 말씀드리고, 간혹 나의 가족

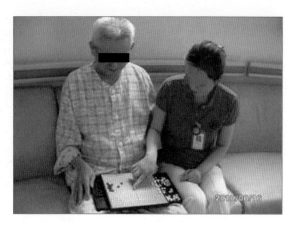

그림6-10. 유니폼이 아닌 일상복 형태의 옷을 착용한 요양병원 직원.

얘기, 아이들 이야기도 솔직하게 하는 편이다. 그런 식으로 환자와 나 사이의 보이지 않는 벽을 허문다. 병원에서는 환자는 환자복, 직원은 직원 유니폼을 입는 경우가 많은데, 치매환자가 많은 병동이라면 의복을 통한 이런 구분도 가능한 범위 내에서 최소한으로 하는 것이 좋다.

치매환자와 이야기를 나눌 때에는 활짝 미소를 짓는 얼굴로 대하면 좋다. 그런데 치매환자를 상대하는 우리는 왜 활짝 미소를 지어야 할까? 치매환자만을 위해서 미소를 지어야만 한다면 감정노동이 된다. 다행히 미소를 지으면 나 자신에게 이득이 된다는 연구가 많다.

2010년에 웨인(Wayne) 주립대학의 아벨(Abel) 교수팀은 미소와 수명 간의 상관관계 연구결과를 보고했다. 연구방법이 매우 흥미로운데, 1952년 시즌 미국 메이저리그 선수들의 야구카드에 있는 196명의 사진을 A(큰 미소), B(엷은 미소), C(미소짓지 않음)의 세 군으로 나눈 후 군별 평균수명을 분석했는데, A군(평균수명 79세)과 C군(평균수명 72세) 사이에 유의한 차이가 있었고, B군은 유의미한 차이를 보이지 않았다. 즉, 미소를 짓는 사람 자신의 건강에도 좋다는 게 입증되었다. 다만 살짝 짓는 미소는 큰 효과가 없고 활짝 웃음을 지어야만 효과가 있었다는 것을 명심하라. 그러니 우리 모두 나를 위하여 활짝 웃자.

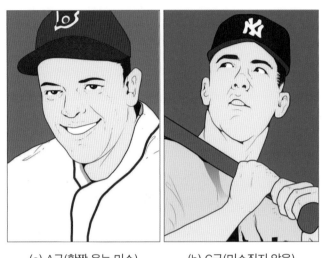

(a) A군(활짝 웃는 미소)　　　(b) C군(미소짓지 않음)

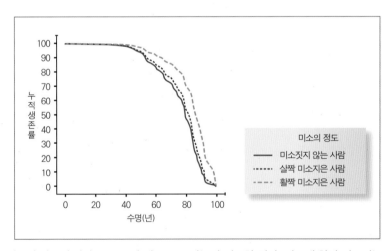

(c) 미소의 정도에 따라 A, B, C의 세 군으로 나누어 비교한 결과, 평소에 활짝 미소짓는 사람
(뒤첸 미소; Duchenne Smile)만이 의미있게 오래 살았다.

그림6-11. 1952년 미국 메이저리그 야구카드에 실린 야구선수의 수명에 관한 연구 결과. 평소에 활짝 웃는 선수가 미소짓지 않는 선수에 비해 7년을 더 오래 살았다.

나를 소개할 때엔 환자와의 공통점을 찾아서 얘기한다.
활짝 웃을수록 나는 오래 산다.

(4) 치매환자가 플레이 버튼을 누르도록 한다

여러분은 누군가가 목욕할 시간, 식사할 시간, 미용실에 갈 시간과 때를 정하여 시간을 지키라고 한다면 어떤 기분이 들겠는가? 많은 사람들은 다른 사람이 모든 것을 정해주니 홀가분함을 느끼고 좋아할 수 있으나, 어떤 이는 속박당한다고 생각하여 답답함을 느낄 것이다.

이성적인 판단보다는 즉흥적인 감정에 의한 행동을 많이 하게 되는 치매 환자라면 정해진 규칙을 따르기 싫어할 수 있다. 그렇다면 가능한 범위 내에서 환자의 요구를 들어줘야 한다. 당장 닦기 싫다면 일단 그 마음을 인정해주는 배려가 필요하다.

너무나도 당연한 얘기지만 치매환자에게도 자기 결정권이 있다.

치매환자도 어떤 일을 하고 싶을 때에 할 권리가 있다.

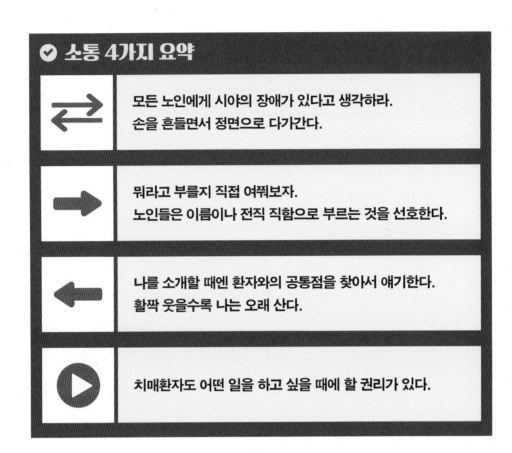

✅ 소통 4가지 요약

모든 노인에게 시야의 장애가 있다고 생각하라.
손을 흔들면서 정면으로 다가간다.

뭐라고 부를지 직접 여쭤보자.
노인들은 이름이나 전직 직함으로 부르는 것을 선호한다.

나를 소개할 때엔 환자와의 공통점을 찾아서 얘기한다.
활짝 웃을수록 나는 오래 산다.

치매환자도 어떤 일을 하고 싶을 때에 할 권리가 있다.

돌봄 4가지

(1) 자리에서 일으키거나 침대 밖으로 나오도록 하기

걷기는 신체적, 정신적으로 매우 중요한 활동이다. 걷기는 근력을 강화시키고 특히 규칙적인 걷기는 혈압을 조절하고 심장과 혈관 건강을 유지하는 데 도움이 된다. 또한 칼로리 소비를 증가시키고 신진대사를 촉진한다. 정신적 효과로는 스트레스를 감소시키고 우울증을 완화하는 데 도움이 된다. 신경전달물질인 엔도르핀을 방출하여 기분을 개선하고 정신적 안정감을 준다.

걷기의 좋은 효과에 대한 나의 경험을 소개한다.

나는 2021년에 50세가 되었다. 당시 집에서 병원까지 출근하려면 대중교통보다는 승용차로 오는 게 효율적이었고, 특히 2020년부터 시작된 코로나-19가 기승을 부릴 때여서 대부분의 출퇴근을 자가운전으로 해결했다. 다음은 2021년에 시행한 나의 건강검진 결과 중 심뇌혈관질환 위험도이다. 심뇌혈관질환 위험도란 통계자료를 통해 10년 이내에 내가 심근경색이나 뇌졸중과 같은 심뇌혈관질환에 걸릴 확률이다. 나의 결과는 3.2%였다. 이를 통해 나의 현재 심뇌혈관 나이를 계산해주는데, 내 실제 나이보다 5세가 적은 45세였다. 다행이다. 그러나 평균 주 0회 꼴로 신체활동을 하는 것이 빨간 불로 표시되었고, 무엇보다 걱정인 것인 혈압이었다. 그 동안 한 번도 수축기혈압의 정상 범위인 120 미만을 벗어나본 적이 없었는데, 처음으로 120을 넘어서서 주황색 불이 들어왔다.

코로나-19의 치명도는 다행히 2023년이 되면서 누그러들기 시작했고, 그 해 초에 우리 집은 대중교통이 편리한 지역으로 이사하게 되면서 나는 출퇴근 시에 자가운전보다는 지하철을 이용했다. 특히 그즈음부터 이용하기 시작한 만보기 앱은 나를 강박적으로 걷게 만들었다. 내가 걸을 걸음횟수가 내 스마트폰에 찍히는데 그 날 1만 보 미만이면 저녁에 집 밖으로 나와서 더 걸을 정도였다.

심뇌혈관질환 위험평가

*심뇌혈관질환은 뇌졸중, 심근경색을 포괄하는 질환을 뜻합니다.

성명	가혁	성별	남자	연령	50세	검진일자	2021.09.24

심뇌혈관질환 위험도

나의 심뇌혈관질환 발생 위험
(50세 남자 평균 대비)

0.7 배

향후 10년 이내에 심뇌혈관질환이 발생할 확률

가혁 님 ■ 3.2%
50세 남자 평균 ▨ 4.5%

0 20 40 60 80 100

심뇌혈관 나이

45 세

건강관련요인 알아보기

건강관련요인	현재 상태	→	목표 상태	건강신호등
체중 / 허리둘레	68.5kg / 76.0cm		75kg 미만 / 90cm 미만	안전
신체활동	주 0회		주 5회 이상	위험
음주	비음주		비음주	안전
혈압	124/76		120/80 미만	주의
흡연	비흡연		비흡연	안전
공복혈당	92		100 미만	안전
총 콜레스테롤 / LDL 콜레스테롤	비대상 / 비대상			☐

위 결과는 가혁 님의 문진표와 검사결과를 토대로 현재상태와 목표치를 제시한 것입니다. 건강신호등에서 '주의' 또는 '위험'에 해당하는 요인에 대해서는 적극적인 개선 노력이 필요합니다. 고혈압, 당뇨병, 이상지질혈증 약을 드시고 계신 경우에는, 혈압, 공복혈당, 콜레스테롤이 목표치로 조절되고 있어도 '주의'로 표시되며, 현재와 같이 지속적으로 관리하시기 바랍니다.

※ 위 목표 상태는 일반적인 권고안에 따른 것으로, 개인의 건강 수준에 따라 달라질 수 있으므로 의사와 상담하십시오.

건강관련요인을 개선하면

향후 10년 이내에 심뇌혈관질환이 발생할 확률이 현재 상태 대비

34% 감소 (3.2% → 2.1%)

심뇌혈관 나이

45 세 → **41** 세

귀하의 건강검진 결과를 위와 같이 통보합니다.

2021 년 10 월 01 일

판정일: 2021.09.28	검진의사:면허(자격)번호	성명:

그림6-12. 거의 걷지 않은 2021년의 내 심뇌혈관질환 위험도.

치매돌봄이 즐거워지는 6개의 아이콘

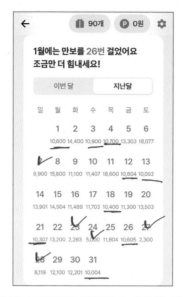

그림6-13. 만보기앱은 나에게 걷기 강박증을 선물했다. 매달 말에는 그 달에 언제 1만 보를 걷지 않았는지 찾아보는 습관도 생겼다.

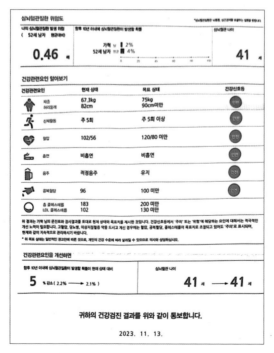

그림6-14. 많이 걸은 2023년 내 심뇌혈관위험도와 심뇌혈관 나이. 실제 나이보다 11살이 젊다.

2023년 11월에 건강검진을 실시했다. 이번에는 어떻게 되었을까? 다음의 그림을 보라. 124였던 수축기 혈압이 102로 대폭 줄었고, 신체활동은 당연히 주 5회 이상으로 모두 파란불이 되었다. 그 결과 나의 심뇌혈관 위험도는 2%로 줄었고, 심뇌혈관나이는 41세였다. 무려 내 실제 나이보다 11살이 적은 것이다. 믿기 힘들었다. 물론 이러한 수치가 정확할 수는 없겠지만 더없이 기뻤다. 이러한 경험을 하고 나니 나는 걷기의 효과를 신뢰하게 되었고, 병원에 와서도 가만히 책상 앞에 앉거나 소파에 누워서 쉬기 보다는 회진 시간을 이용하여 되도록 환자들과 함께 많이 걷기로 마음먹었다. 왜냐하면 회진 시간에 오래 걸으면 집에 가서 추가로 보충 걸음을 걷지 않아도 1만 보가 채워지기 때문이었다.

나이 들어서 피하고 싶은 것 한 가지가 있다면 무엇일까?

대부분은 치매라고 대답한다. 나를 비롯해 치매환자를 곁에서 돌보고 있는 사람들 모두 같은 바램이다. 그런데 최근의 연구에 의하면 규칙적인 걷기는 인지 기능을 개선하고 치매 발병 위험을 줄이는 데에도 도움이 될 수 있다고 한다.

이 분야의 전문가인 이대목동병원 신경과 최경규 교수는 "학계에서 치매를 예방하는 비법으로 인정한 건 딱 두 개밖에 없는데 그것은 걷기와 수분섭취다."라고 단언했다. 그 이유는 "걷기 위해서는 신호등도 봐야 하고, 주변도 둘러봐야 하고, 걸음도 걸어야 하는 등 걷기는 모든 감각기관을 동원해 많은 인지능력 활용을 필요로 한다."고 했다. 하루 30분에서 1시간 정도의 걷기면 된다고 했다. 반면 아무 생각없이 걷는 러닝머신 위에서의 걷기는 치매 예방에 도움이 되지 않는다. 그렇다면 치매환자와 함께 걷기는 여러 주변 상황과 치매환자를 의식하며 걸어야 하므로 분명히

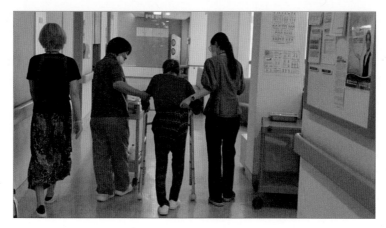

(a) 치매환자와 함께 걸으면 나의 치매 예방에도 도움이 될 것이다.

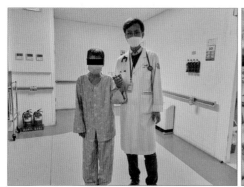

(b) 보행연습이 필요한 환자와
두 손을 마주잡고 전 병동을 함께 걷는다.

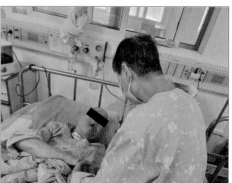

(c) 함께 중환자실에 들어가서
중환자의 손을 잡도록 유도한다.

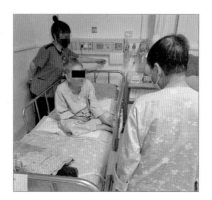

(d) 다른 병실 환자와의 대화를 유도한다.

그림6-15. 내 건강을 위해 환자와 함께 손잡고 회진하기.

치매 예방 효과가 있겠다.

이러한 관점에서 본다면 내가 치매환자와 함께 하루 30분-1시간 정도만 같이 걸어도 나의 신체건강뿐 아니라 치매 예방에도 도움이 된다. 그러니 나를 위해서 치매환자와 함께 걸어보자.

 **치매환자와 함께 걷는 나는
치매, 심장병, 뇌졸중이 예방된다.**

(2) 환자의 힘을 빼앗지 않기

"아, 어르신 가만히 계세요. 휠체어 가져다 드릴게요. 제가 도와드릴게요!"

친절하고 성실한 치매간병사이다. 그러나 이러한 일이 반복되면 안타깝게도 치매노인에게는 해가 될 수 있다. 노인 스스로 할 수 있는 일을 누군가에게 의존하게 되면서 기력이 쇠하게 되고 자신감도 떨어질 수 있다. 이렇듯 언제나 어디서나 예외없이 도와주는 것을 '강제케어'라고 한다.

강제케어는 두 가지 단점을 낳는다.

첫째는 환자의 기력을 약하게 만들어 결국 아무 것도 스스로 못 하게 만드는 것이고, 둘째는 이로 인해 돌봄자가 체력적으로 부담이 되며 다칠 수도 있다. 실제로 많은 간병사들이 의존적인 치매환자를 돌보다가 어깨나 허리를 다치고 있다.

치매환자를 쳐다보고만 있으라는 말이 아니다. 최대한 본인의 힘을 사용하여 움직이도록 하고, 그 분을 돌보는 나는 최소한의 힘으로 돌보아드리는 기술을 익히면 좋다. 가장 흔한 경우가 치매노인을 의자나 침대에서 일으키는 때이다.

다음의 그림을 보자. 사람이 스스로 의자에서 일어설 때의 동작을 순서대로 보여주고 있다. 서기 위해서는 다리를 뒤로 당기고 몸을 앞으로 숙여야 한다. 몸을 그대로 위로 올려버리는 것이 아니다.

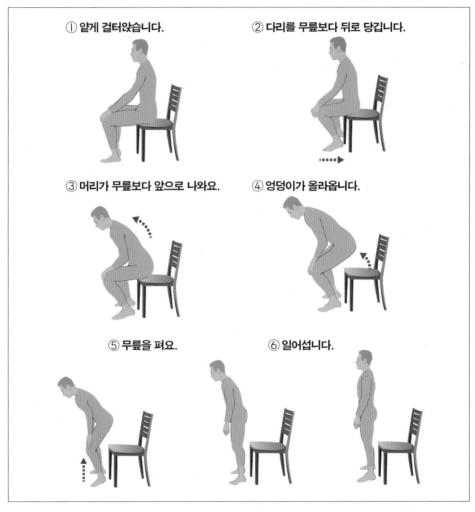

① 얕게 걸터앉습니다.
② 다리를 무릎보다 뒤로 당깁니다.
③ 머리가 무릎보다 앞으로 나와요.
④ 엉덩이가 올라옵니다.
⑤ 무릎을 펴요.
⑥ 일어섭니다.

그림6-16. 사람이 서기 위한 동작: 다리를 뒤로 당기고 몸을 앞으로 숙여야 한다.

신체의 자연스러운 움직임에 맞춰 케어합시다.

① 얕게 걸터앉았으면 손을 잡습니다.

의자나 침대 등은 이용자의 양발바닥이
바닥에 닿는 높이로 합니다.

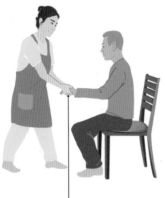

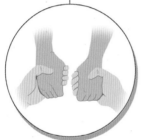

간병인은 손바닥을 위로 하여
이용자에게 쥐게 합니다.

② 발을 빼면 손을 비스듬히 아래로
당겨 앞으로 기울인 자세로 합니다.

앞으로 큰 절을
해보세요

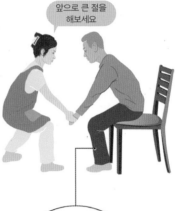

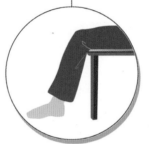

다리가 무릎보다 앞으로 나와있으면
일어설 수 없습니다.

③ 엉덩이가 뜨면 손을 들고 갑니다.

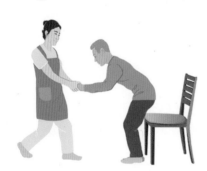

④ 무릎이 늘어나면서 설 수 있어요.

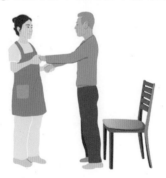

그림6-17. 최소한의 힘으로 치매노인 세우기.

따라서 노인이 혼자 서기 힘들 때에 도와주는 동작은 그림 6-17처럼 해야 한다. 노인의 양손을 '아래 방향으로' 잡아당기면서 노인에게는 "앞으로 큰 절을 해보세요"라고 한다. 노인의 엉덩이가 의자에서 뜨면 자연스럽게 손을 들고 나가면 노인의 무릎이 펴지면서 일어나게 된다.

스스로 움직일 수 없어 누워 있는 노인의 자세를 바꾸거나 침대 위에서 이동시킬 때도 힘들이지 않는 요령이 있다. 오랫동안 같은 자세로 누워있으면 등이나 엉덩이 근육에 혈액순환이 되지 않으면서 욕창이 발생하기 때문에 체위변경은 와상환자 돌봄의 가장 기본이 된다. 똑바로 누워 있는 노인을 옆으로 체위변경을 할 때에 다음과 같은 방법으로 해보자.

노인의 무릎을 세우고, 두 손을 마주잡고 들고, 머리도 들게 한다. 물론 기력 저하나 마비 때문에 들지 못한다면, 할 수 있는 부위만 든다. 이렇게 하면 무릎과 손을 살짝 건드리기만 해도 노인의 몸을 옆으로 돌릴 수 있다.

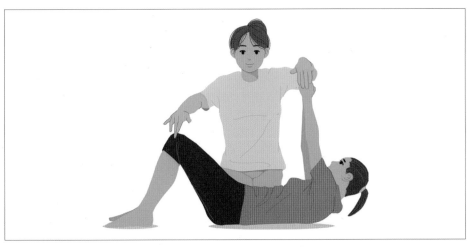

그림6-18. 쉬운 체위변경의 3요소. 무릎을 세우고, 양손을 들고, 머리를 든다. 그러면 손가락으로 툭 쳐도 옆으로 돌아간다.

와상환자의 욕창 위험요인 중 하나는 마찰력이다. 따라서 와상환자를 침대 위에서 이동시킬 때에 겨드랑이를 잡고 끌면 엉덩이 피부가 벗겨지면서 욕창이 된다.

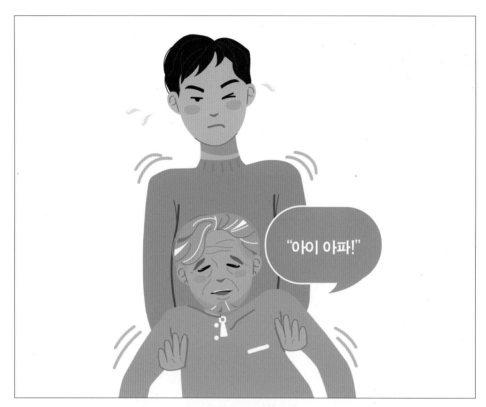

그림6-19. 겨드랑이를 잡고 끌면 마찰력 때문에 욕창이 생기기 쉽다.

마찰력을 줄이기 위해 슬라이딩 시트(sliding sheet)를 이용하면 좋다. 이것은 폴리에틸렌과 같은 특수 섬유로 만드는데, 그 위에서 환자를 이동시키면 대략 1/5 정도의 힘만으로도 가볍게 미끄러지듯 움직인다.

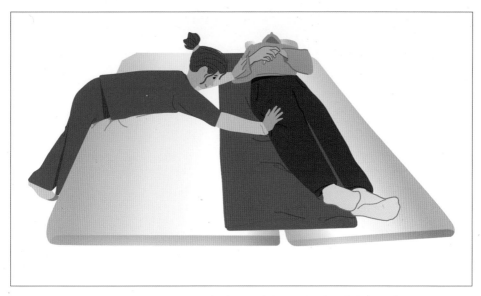

그림6-20. 외상환자를 침대에서 이동시킬 때 슬라이딩 시트를 이용하면 큰 힘을 들이지 않아도 된다.

만일 일어서지는 못하지만 엉덩이를 끌며 움직일 수 있는 분이라면 최대한 스스로 움직일 수 있도록 해주자. 화장실까지의 이동이 어렵다면 요강을 이용하도록 해도 좋다(그림6-21).

치매환자를 돌볼 때 쉽게 지치는 이유는 치매환자의 힘을 내가 빼앗으려 하기 때문이다. 치매환자의 근력도 유지하고 치매환자를 돌보는 나도 지치지 않아야 즐겁게 돌볼 수 있다.

 치매환자의 힘을 빼앗으면, 환자의 근력은 감소하고 돌봄 제공자는 지쳐버린다.

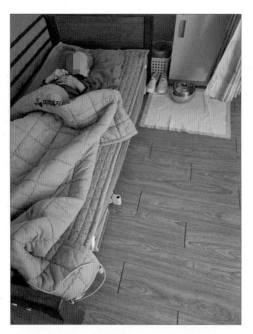

그림6-21. 혼자 걷지는 못하지만 <u>스스로 용변을 보실 수 있도록</u>
침대의 높이를 최대한 낮추고 요강을 비치함.

(3) 아나운서가 되자

아기를 목욕시키는 엄마의 모습을 떠올려 보자. 입을 꾹 다물고 아무 말도 없이 아이의 몸을 비누칠하고 닦아주는 엄마가 있다면 뭔가 어색해 보인다. 비록 어린 아이가 엄마의 말을 못 알아들을지라도 계속하여 자기에게 말을 시키는 엄마의 모습은 교감을 일으키고 결국 아이가 처음으로 입을 떼고 말하기 시작할 때 가장 먼저 말하는 단어가 '엄마'가 된다.

치매노인을 목욕시킬 때 다음과 같이 아나운서가 되자.

"자, 왼팔 올리고 있습니다. 아, 어깨 관절이 뻣뻣하시네요!"
"약간 뜨거운 물을 어깨에 붓기 시작합니다. 오, 개운해 보이시네요!"

"자, 이제 다음은 뭘까요. 아! 비누칠이 시작되네요!"

이렇게 해야만 물건을 닦을 때의 나가 아닌 사람과 소통하는 내가 된다. 물건을 닦는 것은 노동이 되고, 사람을 닦으면 소통이 된다.

 마이크를 잡은 아나운서가 되면 돌봄이 즐거워진다.

(4) 환자의 행위에 크고 구체적으로 반응해주기

앞서 치매환자의 얼굴은 내 얼굴의 맞거울이라고 했다. 내가 어떤 반응을 보이느냐에 따라 치매환자의 얼굴도 달라진다. 내가 기뻐하면 상대방도 웃게 되고, 내가 슬퍼하면 상대방도 찌푸린다. 이왕이면 나를 보고 웃는 상대방을 보고 싶지 않은가?

인지기능이 많이 떨어진 치매환자라면 구체적인 말보다 과장된 몸 동작이 더 효과적이다. 어떤 행위에 대한 칭찬을 해주고 싶다면 구체적으로 해야 좋다. 그래야 발전이 생긴다.

 긍정적 리액션을 자주 해준다.

⊘ 돌봄 4가지 요약

치매환자와 함께 걷는 나는
치매, 심장병, 뇌졸중이 예방된다.

치매환자의 힘을 빼앗으면, 환자의 근력은 감소하고
돌봄 제공자는 지쳐버린다.

마이크를 잡은 아나운서가 되면 돌봄이 즐거워진다.

긍정적 리액션을 자주 해준다.

감정 3가지

(1) 치매노인과의 활동을 요약정리하기

치매의 가장 큰 특징은 최근의 기억력 손상이다. 따라서 치매노인과 어떤 행위를 하고 나서는 잊어먹기 전에 다음과 같이 이야기하며 바로 복습하면 좋다.

"저랑 방금 뭐 하셨죠?"

만일 치매노인이 당황하며 대답을 못하면 추궁하거나 핀잔을 주지 말고 다음과 같이 요약해서 알려준다.

"오늘 오랜만에 바깥에 나가서 산책하셨는데, 날씨가 참 좋았네요"

혹은, 다음과 같이 활동 시작 전에 미리 숙제를 내고, 활동 후에 그 문제를 풀어도 좋겠다.

"오늘 산책하다가 지나가는 사람 몇 명을 만나나 같이 세어볼까요?"

 활동을 요약한다.

(2) 감사하기

사람은 잘된 것보다 잘못된 것에 주목하는 경향이 있다. 그러나 우리는 다른 사람으로부터 감사의 말을 듣고 싶어한다. 치매환자라면 자존감도 높아질 것이며, 감사의 말을 전한 사람에게는 마음을 열 것이다.

비폭력대화를 만든 마셜 박사는 감사 표현을 할 때 다음의 3가지 요소를 넣어서 이야기하라고 조언한다.

❶ 나의 행복에 기여한 그 사람의 행동
❷ 그 행동으로 충족된 나의 욕구
❸ 그 욕구들이 충족되어 생기는 즐거운 느낌

치매환자와 함께 산책을 한 후에 다음과 같이 감사를 할 수 있다.
"제가 요즘 살이 쪄서 운동을 하고 싶었는데 김선생님이 함께 걸어주셔서 몸도 마음도 가벼워졌어요"
이 한 문장 속에 '감사 3요소'가 다음과 같이 모두 들어있다.

❶ 나의 행복에 기여한 그 사람의 행 : "김선생님이 함께 걸어주셔서"
❷ 그 행동으로 충족된 나의 욕구: "운동을 하고 싶었는데"
❸ 그 욕구들이 충족되어 생기는 즐거운 느낌: "몸도 마음도 가벼워졌어요"

어떤가? "감사합니다"라는 말을 넣지 않고도 멋진 감사의 말을 전한 것이다. 무조건 "감사합니다"라고만 하는 것보다 무엇에 대해 감사하며, 그 덕분에 나에게 어떤 도움이 되었는지까지 표현하는 고급 대화기법이다.

'회복탄력성'이라는 말을 들어보았는가? 회복탄력성이란 학문적으로 '크고 작은 다양한 역경과 시련과 실패에 대한 인식을 도약의 발판으로 삼아 더 높이 뛰어오를 수 있는 마음의 근력'으로 정의된다. 다시 말해 '실패로 인한 좌절을 박차고 다시 일어설 수 있는 능력'이다. 점점 더 복잡해져가고 비인간화되어가는 이 세상에서 살아남기 위해 반드시 필요한 힘이라고 생각한다.

2011년 처음으로 우리나라에 회복탄력성의 개념을 소개한 김주환 교수는 그의 책에서 회복탄력성 향상을 위한 두 가지 습관으로 '감사하기'와 '규칙적인 운동'을 꼽았다. 감사하기 위해서는 긍정적 생각을 할 수밖에 없다. 규칙적인 운동이 몸의 근력을 회복시키듯이 감사하는 습관은 마음의 근력을 회복시키는 것이다.

책 '시크릿'에서도 감사하기가 긍정적 생각을 이끌고 그런 생각이 내 삶을 바꾼다고 강조하고 있다.

치매환자에게 감사하는 마음을 표현해보자. 치매환자는 나를 좋아하게 되고, 내 마음의 근력도 강해진다.

 감사를 자주 표현하면 겉은 부드럽고 속은 강한 내가 된다.

(3) 좋은 감정 남기기

"태국 방콕으로 가족여행을 가기 위해 인천국제공항에 가족이 모였다. 나는 직장에서 조퇴를 하고 버스를 타고 지하철에 가서 공항철도로 갈아탄 후 공항에 도착했다. 오랜만에 공항을 오니 설레었다. 공항에 다 모인 후 공항 푸드코너에서 갈비탕을 먹었다. 반찬으로 나온 깍두기가 정말 맛있었다."

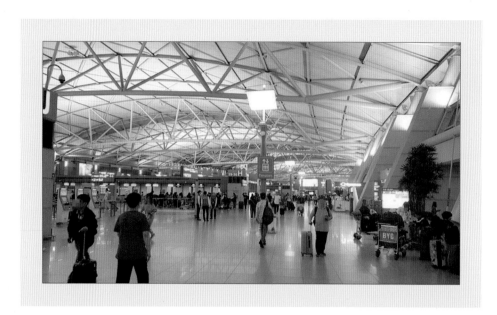

치매가 심해짐에 따라 손상되는 기억은 다음과 같은 순서로 일어난다고 한다.

의미기억 → 일화기억 → 절차기억 → 감정기억

의미기억이란 언어, 문자 등의 의미에 대한 기억이다. 공항이라는 단어를 보았을 때, 이 곳이 비행기를 타고 외국에 가는 곳이라는 것을 이해할 수 있는 능력이다.

일화기억이란 가족여행의 추억과 같이 내 일생에 중요했던 순간에 대한 기억이다.

절차기억이란 갈비탕과 깍두기를 먹을 때 하는 수저질과 같은 내 몸이 기억하는 행위이다. 치매가 많이 진행되어 의미기억, 일화기억은 사라

져도 식사는 혼자 하는 분들이라면 아직 절차기억은 남아있는 상태이다.

마지막으로 치매가 아무리 진행되더라도 끝까지 남아있는 기억이 바로 감정기억이다. 공항에 처음 들어서는 순간 '설렌다'와 같은 감정은 치매가 심해지더라도 손상되지 않는다. 20년간 치매환자들을 보아온 내 견해로는 치매가 심해질수록 감정기억은 더욱 강해진다. 그렇지 않겠는가? 뇌의 기능 중 인지기능이 크게 손상된 상태이니 나머지 기능인 감정이 상대적으로 더 커지는 것이 아니겠는가? 그런 시각으로 본다면 왜 치매 환자들이 더 우울해지고, 남에게 의심이 심해지고, 더 공격적이게 되는지 쉽게 이해된다.

인지는 떨어졌지만 감정은 예민해진 치매환자를 어떻게 상대하면 될까? 그렇다. 좋은 감정을 느끼도록 하면 된다. 돌봄행위를 하고 나서도 그 돌봄행위 활동 시간이 매우 즐거운 시간이었다고 입력시키면 된다. 실제로는 그리 재미있는 시간이 아니었었더라도 상관없다. 나의 말과 행동과 표정과 과장된 리액션을 통해 무조건 즐거운 시간이었다고 최면을 걸어 보라.

"의미기억, 일화기억, 절차기억이 손상된 치매환자라 할지라도 좋은 감정기억은 남게 된다."

 치매환자와의 돌봄활동은
무조건 좋은 기억으로 기억하게 하라.

✅ 감정 3가지 요약

 활동을 요약한다.

 감사를 자주 표현하면 겉은 부드럽고 속은 강한 내가 된다.

 치매환자와의 돌봄활동은
무조건 좋은 기억으로 기억하게 하라.

인사 2가지

(1) 만날 약속을 잡기

치매노인은 기본적으로 우울하다. 우울의 본질은 무기력감이다. 희망이 없다고 느끼기 때문이다. 그러므로 치매노인을 살리는 것은 희망이다.

돌봄행위가 끝나면 다음에 언제 다시 오겠다는 약속을 잡는다. 치매환자가 기억을 하지 못하더라도 헤어지는 순간에는 희망을 주는 것이 좋다. 금요일에 헤어진다면 "다음 주 월요일 오전 10시에 다시 뵙겠습니다"라고 하면 된다.

다시 만날 시간을 구체적으로 이야기하면 희망이 생긴다.

(2) 작별 인사

작별 인사가 특별할 필요는 없다. 사람이 만나고 헤어질 때 일상적으로 쓰는 인사말이 가장 좋다. "안녕히 계세요", "또 뵙겠습니다" 정도면 족하다.

평범한 인사말을 건네며 헤어진다.

☑ 인사 2가지 요약

다시 만날 시간을 구체적으로 이야기하면 희망이 생긴다.

평범한 인사말을 건네며 헤어진다.

20가지 습관은 결국 내게 득이 된다

이상의 20가지 습관을 치매돌봄 현장에서 실제로 사용하는 것은 불가능한가? 시간이 부족한가? 내 체력이 감당하지 못하는가? 정신적인 고통이 따르는가? 과연 그럴까?

아래에 20가지의 습관을 정리해보았다.
대부분의 동작은 일상적인 치매돌봄 과정에서 추가적인 시간 할애 없이 바로 바로 적용하면 된다.

 필수 4가지: 언제나 활용하기

 ❶ 어차피 보아야 할 치매노인이라면 이왕이면 정면을 보면 된다.

 ❷ 치매 노인이 말하면 아무 말 없이 그저 듣기만 하면 된다. 그러면 시간도

　　절약된다.

❸ 어차피 말을 해야 한다면 낮고 차분한 목소리로 얘기하면 된다.

 ❹ 어깨를 만지며 얘기하면 불안한 치매환자를 안정시킬 수 있으니 좋다.

 접근 3가지: 노크만이라도 하자

 ❺ 어차피 다가설 때 노크하며 가면 상대방이 놀라지 않으니 좋고

 ❻ 기다려가며

 ❼ 조용히 다가서면 된다.

↔ 소통 4가지: 최소한 웃으며 이름을 부르자

⇄ ❽ 시야가 좁으니 나를 알리면서 다가가면 되고

➡ ❾ 상대의 이름이나 전직 호칭으로 부르면 된다.

⬅ ❿ 내 소개를 할 때엔 크게 웃으면 나도 오래 살고,

▶ ⓫ 치매노인이 어떤 일을 하기 싫다고 하면 나도 같이 쉴 수 있어 좋다.

↕ 돌봄 4가지: 환자가 아닌 인격체로 돌보기!

⓬ 치매환자와 함께 걸으면 나도 치매를 예방할 수 있다고 밝혀졌고,

⓭ 상대의 힘을 빼앗지 않으면 나도 다치지 않아 좋다.

⓮ 돌봄활동 시에는 중계방송하듯이 이야기하면 재미도 있고

❗ ⓯ 상대방의 행위에 대해 내가 리액션을 해주면 상대도 나를 좋아한다.

▲ 감정 3가지: 치매환자는 감정으로 사로잡자

⏪ ⓰ 치매환자의 취약점인 단기기억능력 해소를 위해 함께 회상퀴즈를 하면 좋고,

⓱ 감사의 말을 통해 나의 탄력회복성을 증진시킬 수 있다.

♥ ⓲ 감정덩어리인 치매환자에게 좋은 감정만 심으면 나도 좋은 기억으로 남게

된다.

🖐 인사 2가지: 다음 만날 약속을 하자

✊ ⓳ 헤어지기 전에는 항상 약속을 하고

⓴ 희망의 메시지와 함께 인사한다.

구분	아이콘	행위	효과
[필수]	(눈)	정면	
	(귀)	충조평판 없이 듣기	← 환자와 실랑이 하는 시간 절약!
	(입)	낮고 차분. 표정	치매환자뿐 아니라 내 건강에도 도움이 되는 8가지 행위는?
	(손·하트)	어깨 문지르기	
[접근]	(손)	문 – 발치 – 머리맡	
	(손목시계)	기다림.	
	(손)	조용히	
[소통]	(양방향 화살표)	손 흔들기	
	(오른쪽 화살표)	이름. 직업	
	(왼쪽 화살표)	미소. 친근	← 큰 미소는 나를 오래 살게 한다!
	(재생 버튼)	거부 인정	← 내 휴식 시간이 늘어날 수 있다!
[돌봄]	(느낌표)	세우기 ← 시간 소요	← 11살 젊어지고, 나의 치매 예방!
	(팔 근육)	힘 안빼기	← 나의 어깨, 허리가 안 다친다!
	(마이크)	중계방송	← 말을 하면 우울증이 사라진다!
	(느낌표)	리액션	
[감사]	(되감기)	요약	
	(기도 손)	감사	← 나의 회복탄력성이 증가한다!
	(하트)	감정	← 치매환자에게 고맙다는 말 듣는다!
[인사]	(손)	약속	나머지 12가지 행위? 치매환자가 나를 좋아함!
	(손)	또 뵙겠습니다	
총점 (20점 만점)			

그림6-21. 치매돌봄이 즐거워지는 20가지 습관. 모든 행위가 결국은 나에게 더 도움이 된다. 따라서 치매돌봄 습관은 바로 '내가' 즐거워지는 습관이다.

참고문헌

1　Leong V, Byrne E, Clackson K. Speaker gaze increases information coupling between infant and adult brains. Proc Natl Acad Sci. 2017;114(50):13290-5.

2　Kuboshita R, Fujisawa TX, Makita K. Intrinsic brain activity associated with eye gaze during mother-child interaction. Sci Rep. 2020;10(1):18903.

3　정혜신. 당신이 옳다. 해냄출판사; 2018.

4　질병관리청 국가건강정보포털. 노인성난청. Available from: https://health.kdca.go.kr/healthinfo/biz/health/gnrlzHealthInfo/gnrlzHealthInfo/gnrlzHealthInfoView.do?cntnts_sn=5489.

5　Malcolm Gladwell. Blink: The Power of Thinking Without Thinking. Back Bay Books; 2005.

6　Albert M, Wiener M. Decoding of Inconsistent Communications. Journal of Personality and Social Psychology. 6 (1): 109-114,1967. doi:10.1037/h0024532. PMID 6032751.

7　와시미 유키히코. 치매간호: 당신의 환자가 치매(인지장애)라면 어떻게 하겠습니까? 군자출판사; 2015.

8　이영민. 치매환자 이상 행동시 대처 요령. 노인병 2010;14(Suppl. 1):63-70.

9　Maslow AH. A theory of human motivation. Psychological Review. 1943;50(4);370-96.

10　Harlow HF. The nature of love. American Psychologist. 1958;13;12:673-85.

11　Vicedo M. Mothers, machines, and morals: Harry Harlow's work on primate love from lab to legend. J Hist Behav Sci. 2009;45(3):193-218.

12　Spitz R. Relevance of direct infant observation. Psychoanalytic Study of the Child. 1950;5(1):66–73.

13 박기호, 윤창호. 시기능감소와 눈질환. In: 대한노인병학회. 노인병학. 제4판. 범문에듀케이션; 2023. pp.651-66.

14 가혁, 원장원. 요양병원 진료지침서. 제4판. 군자출판사; 2021.

15 메디칼타임즈. 노인 환자들 "과거 직함으로 불러 주세요". Available from: https://m.medicaltimes.com/News/NewsView.html?ID=100291.

16 조선일보. 65세 이상 '노인->선배시민'으로...경기도 조례 공포. Available from: https://www.chosun.com/national/national_general/2023/11/27/2RCSPTFEYFDLVEELI32T5GC4YI/.

17 Abel EL, Kruger ML. Smile Intensity in Photographs Predics Longevity. Psychol Sci. 2010;21(4):542-4.

18 마에카와미치코(前川美智子). 근거로 알 수 있는 돌봄기술의 기본. 中央法規; 2008.

19 보건복지부. 2023년 요양보호사양성 표준 교재. 2024.

20 김주환. 회복탄력성- 시련을 행운으로 바꾸는 마음 근력의 힘. 위즈덤하우스; 2019.

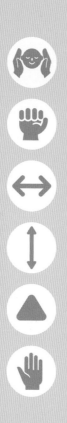

제7장

치매돌봄이 즐거워지는 6개의 아이콘, 그리고 팔찌

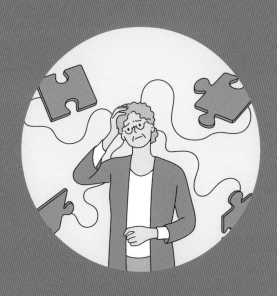

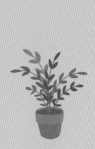

돌이켜보면 요양병원에서 치매노인환자들을 진료하기 시작하면서 나에게는 감사한 일들만 생겼다. 대학을 비롯하여 다양한 직종의 수많은 분들 앞에서 나의 경험을 나눌 기회가 생겼고, 다행히도 나는 그러한 일들을 즐기고 있다. 최근에는 나이를 먹고 기억력이 흐려지기 시작하면서 치매관련 강의를 할 때면 좀 더 몰입하여 이야기하게 된다. 어떤 분들은 내 강의를 들으며 눈물을 훔치기도 한다. 그런 모습을 보면서 나도 뭉클해질 때도 있다. 그런데 나의 강의가 강의 그 자체만을 위한 의미가 있다면 무의미하다고 생각한다.

실제로 많은 분들이 이렇게 얘기한다. "이런 강의를 들을 때면 새로운 마음을 다지는데, 막상 현장에서 다시 치매 어르신들과 마주하면 다 잊어버려요."

그래서 나는 어떻게 하면 잊지 않게 할 수 있을까를 고민했다. 그러다가 앞 장에서 소개했듯이 '치매돌봄이 즐거워지는 20가지 습관'을 20개의 간단한 아이콘(눈, 귀, 입, 손…)으로 이미지화하여 외우기 쉽게 만들어보았다. 그러나 20가지를 무작정 다 외우기는 어렵다. 그래서 다음처럼 각 파트별로 하나의 아이콘으로 형상화해보기로 했다. 총 6개의 파트이므로 6개의 아이콘만 외우면 된다. 이 때 6개의 아이콘마다 특유의 손동작을 추가해보았다.

1. 필수

   	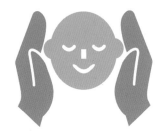	눈 + 귀 + 입 + 손 두 손으로 눈, 귀, 입을 감싼 모습 (손동작: 두 손으로 얼굴 감싸기)

2. 접근

  		노크 + 손목시계 보기 + 쉿 주먹 (손동작: 주먹 쥐기)

치매돌봄이 즐거워지는 6개의 아이콘

3. 소통

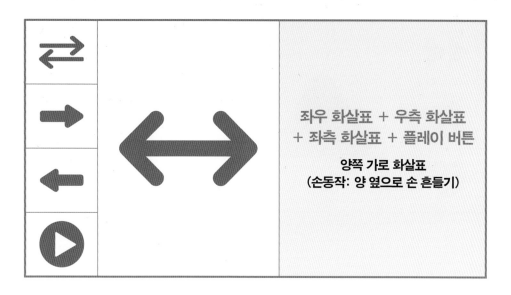

좌우 화살표 + 우측 화살표
+ 좌측 화살표 + 플레이 버튼

양쪽 가로 화살표
(손동작: 양 옆으로 손 흔들기)

4. 돌봄

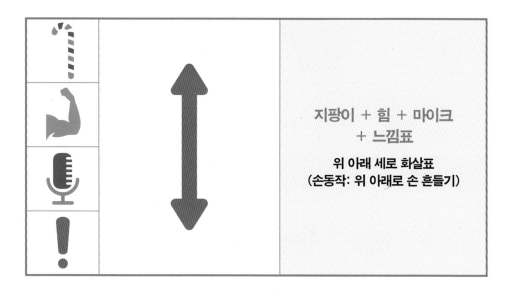

지팡이 + 힘 + 마이크
+ 느낌표

위 아래 세로 화살표
(손동작: 위 아래로 손 흔들기)

5. 감정

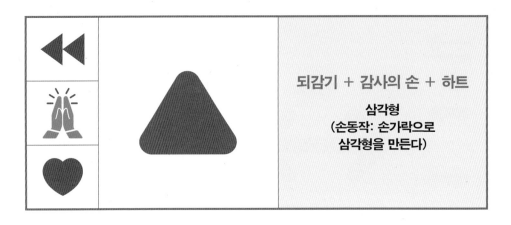

되감기 + 감사의 손 + 하트

삼각형
(손동작: 손가락으로
삼각형을 만든다)

6. 인사

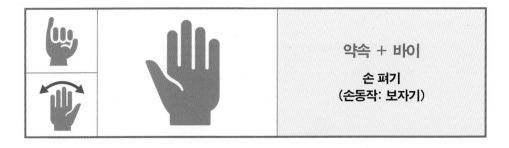

약속 + 바이

손 펴기
(손동작: 보자기)

이제 다음의 6가지 아이콘만 외우면 20가지 행위를 익히게 된다.

필수	접근	소통	돌봄	감정	인사

'위약효과'라는 것이 있다. 실제로는 어떤 작용도 하지 않는 '가짜약(위약)'을 먹었는데도 상태 개선이나 이로운 작용이 나타나는 현상을 말한다. 위약효과는 우울증, 통증, 천식, 파킨슨병, 관절염 등 다양한 질병과 증상에서 임상 시험을 통해 입증되어 왔다.

나는 치매돌봄에 이 위약효과를 이용해보면 어떨까 생각했다. 치매돌봄을 할 때마다 위 6가지 아이콘을 새겨 놓은 팔찌를 차는 것이다. 팔찌의 이름은 '치매돌봄이 즐거워지는 팔찌'이다. 다음과 같이 다양한 형태로 제작해보았다.

'치매돌봄이 즐거워지는 팔찌'를 손목에 차면 20가지 치매돌봄 행위를 되새기는 효과가 생기기도 하지만, 더 중요한 것은 '동기부여'다. 내 스스로 주문을 거는 행위다.

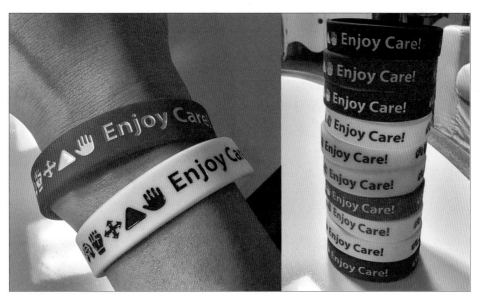

(a) 실리콘 형태의 '치매돌봄이 즐거워지는 팔찌'

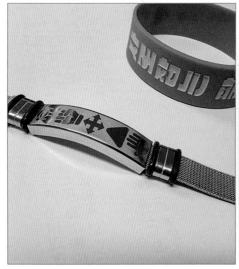

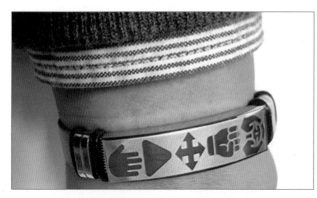

(b) 실리콘 팔찌, 스테인리스 팔찌

(c) 실리콘 팔찌를 손목에 찬 모습.

(d) 스테인레스 팔찌를 손목에 찬 모습

(e) '치매돌봄이 즐거워지는 팔찌' 스마트스토어 QR 코드.

그림7-1. '치매돌봄이 즐거워지는 팔찌'를 제작하다.

나는 이 '팔찌' 아이디어를 우리 병원 간호사들과 공유하였고, 내가 계약의사 활동을 하는 요양원에서 실제 치매환자 돌봄활동을 하고 있는 직원들과 역할극을 통해 검증해보았다. 다행히도 내 생각에 호응해주시는 분들이 많았고 특히 역할극에 대한 반응이 매우 긍정적이었다.

"내가 훗날 돌봄서비스를 받게 될 때,
이 팔찌를 찬 누군가가
나의 돌봄자로 나타나기를 바란다.
이것이 내가 6개의 아이콘을 개발한 진짜 이유다."

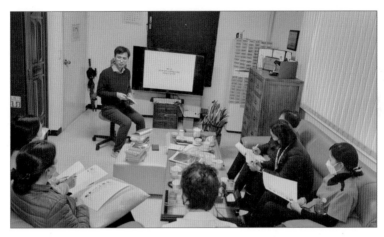

그림7-2. '치매돌봄이 즐거워지는 팔찌'에 대한 의견 청취. (인천은혜요양병원 간호사들과 함께)

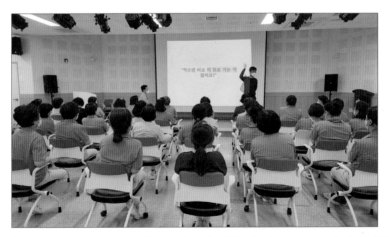

그림7-3. '치매돌봄이 즐거워지는 팔찌'를 이용하여 역할극을 하는 모습. 무대 위에 파란색 옷을 입은 직원이 치매노인 역할을 해주시고, (미래복지요양센터 직원분들과 함께) 상황별로 요양보호사분들이 나와서 적절한 대응을 하는 방식으로 진행함.

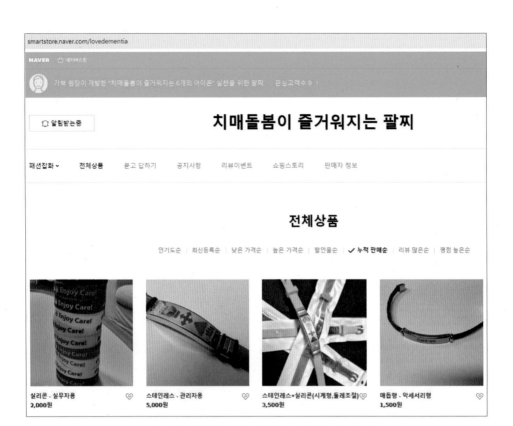

그림7-4. '치매돌봄이 즐거워지는 팔찌' 구매 사이트
(https://smartstore.naver.com/lovedementia).

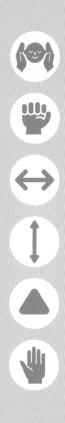

[부록1] 치매돌봄이 즐거워지는 20가지 기법 평가지 (20점 만점)

분류		항목									
〔필수〕		정면 혹은 함께									
		충조평판 없이 듣기									
		낮은 목소리. 몸짓.									
		스킨십									
〔접근〕		문 – 발치 – 머리맡									
		기다림.									
		조용히									
〔소통〕		손 흔들기									
		이름. 직업									
		미소. 친근									
		시작. 거부 인정									
〔돌봄〕		세우기. 걷기.									
		힘 안 빼앗기									
		중계방송									
		리액션									
〔감사〕		요약									
		감사									
		감정									
〔인사〕		약속									
		작별									
총점 (20점 만점)											

[부록2] 치매돌봄 휴대용 카드

★ 한장씩 잘라서 휴대하세요.

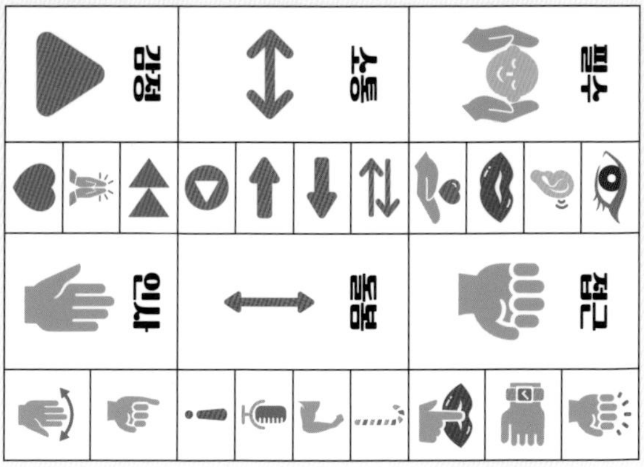

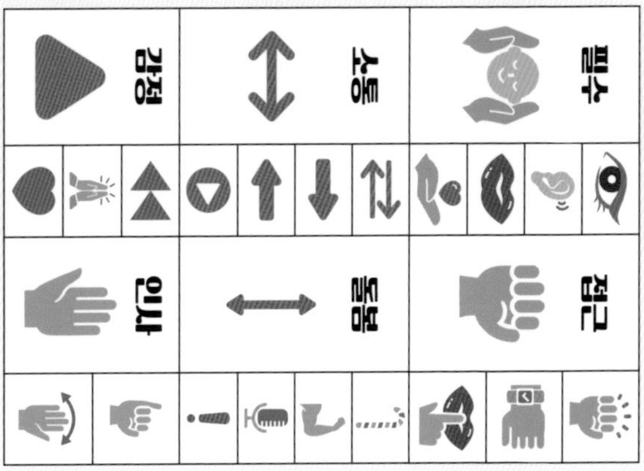

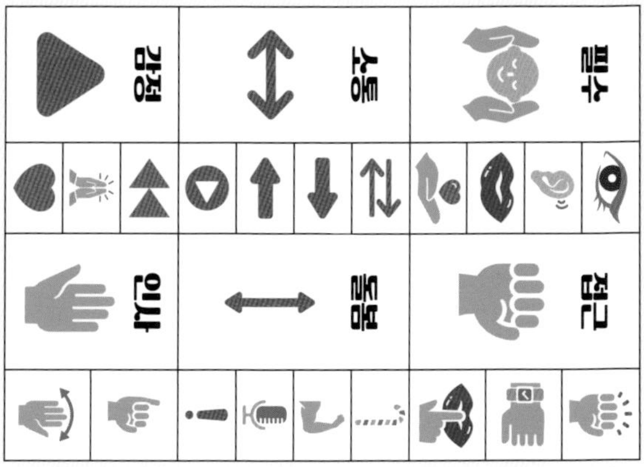

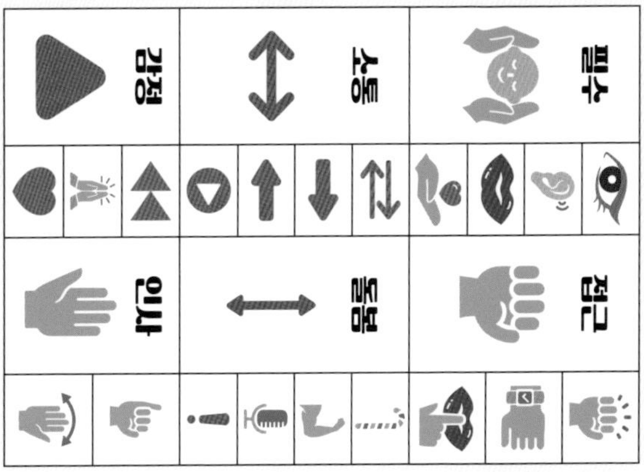

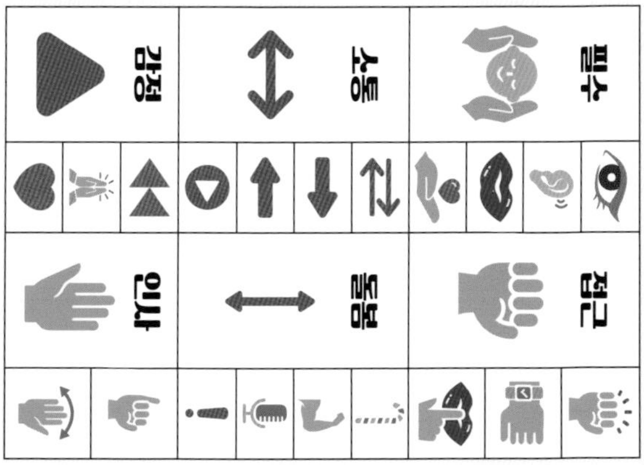

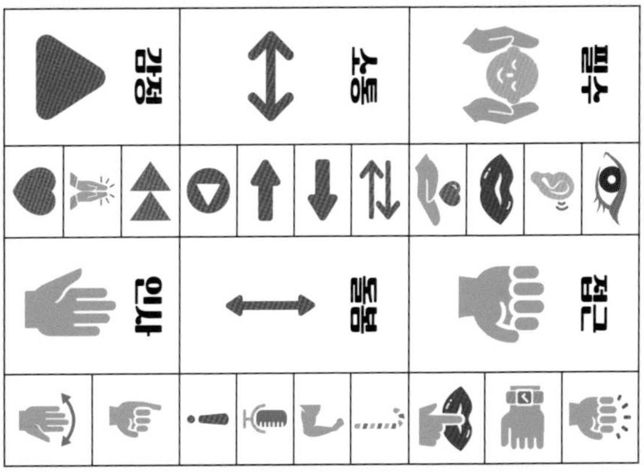

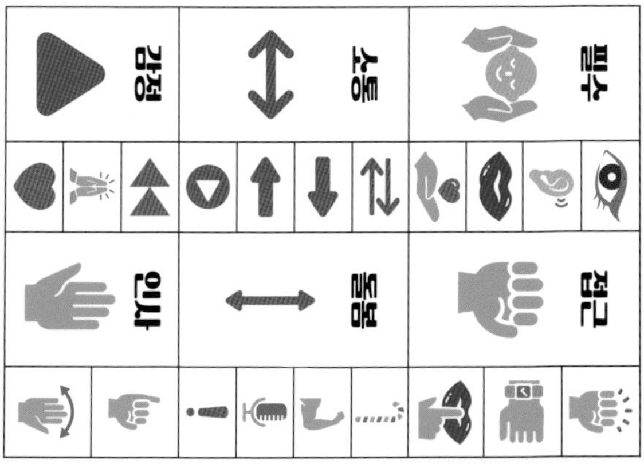

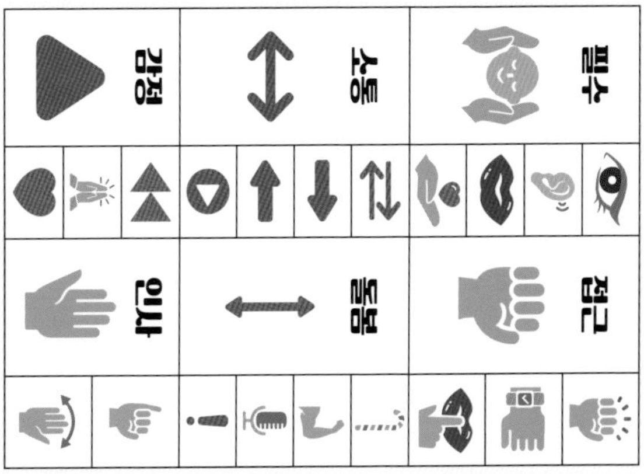

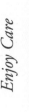

Enjoy Care

치매돌봄이 즐거워지는
6개의 아이콘

'치매돌봄이 즐거워지는 팔찌'

Enjoy Care

치매돌봄이 즐거워지는
6개의 아이콘

'치매돌봄이 즐거워지는 팔찌'

Enjoy Care

치매돌봄이 즐거워지는
6개의 아이콘

'치매돌봄이 즐거워지는 팔찌'

Enjoy Care

치매돌봄이 즐거워지는
6개의 아이콘

'치매돌봄이 즐거워지는 팔찌'

Enjoy Care

치매돌봄이 즐거워지는
6개의 아이콘

'치매돌봄이 즐거워지는 팔찌'

Enjoy Care

치매돌봄이 즐거워지는
6개의 아이콘

'치매돌봄이 즐거워지는 팔찌'

Enjoy Care

치매돌봄이 즐거워지는
6개의 아이콘

'치매돌봄이 즐거워지는 팔찌'

Enjoy Care

치매돌봄이 즐거워지는
6개의 아이콘

'치매돌봄이 즐거워지는 팔찌'